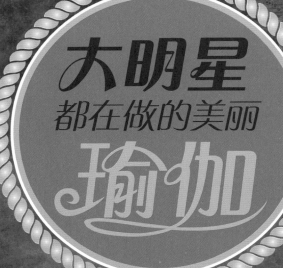

大明星
都在做的美丽
瑜伽

Yoga for Super Star

黎 英 编著

U0319388

成都时代出版社

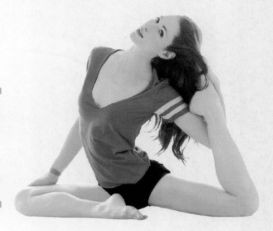

大明星的
美丽秘诀

　　精致端正的容貌、无懈可击的美胸、曲线毕现的纤腰、修长挺拔的秀腿……大明星们的性感与美丽总是让人羡慕不已。但很少有人知道，许多大明星都不是天生条件出众，而是经过后天的锻炼和调理而得来的，她们几乎都选择了一个共同的美丽"导师"——瑜伽。

　　从曾经的"小甜甜"沦落为"世界上最丑的单亲妈妈"，布兰妮的身材几度因为吃得太多而发胖变形。为了挽救她曾经的"魔鬼身材"，经纪人为她请来好莱坞著名冥想瑜伽教练。一个月后，布兰妮的腰细下来了；半年后，她终于可以穿着紧身T恤出现。布兰妮告诉记者："练了冥想瑜伽，我每天至少要思考200件事情，哪有时间去想甜腻的多纳圈？"

　　有"世界第一美臀"之称的詹妮弗·洛佩兹的私人教练Radu透露，洛佩兹动人的曲线并非天生，而是直到30岁才修炼出的魔鬼身材。洛佩兹是狂热的瑜伽爱好者，这一切都是瑜伽的功劳。

　　另外一位瑜伽的忠实拥趸是数次入选"全球最美丽女人"的哈莉·贝瑞，这位被评为007女郎中拥有最健美动人腰部曲线的尤物，即使年过四十，仍旧拥有少女般窈窕美丽的腰部。哈莉·贝瑞的细腰，是通过每天积极的运动而拥有的。她每天睡觉之前都要做瑜伽。她说："瑜伽是我产后迅速恢复身材的秘诀。"

　　数目庞大的明星瑜伽发烧友可不止以上这几位，麦当娜、安吉丽娜·朱莉、杰西卡·阿尔芭、李玟、钟丽缇、大S等歌坛影坛的性感天后，都曾公开表示自己"爱瑜伽"，并从中获益匪浅。瑜伽给了明星们最完美的身材，也给了她们气质和健康，难怪她们都会如此迷恋这项古老的运动。

明星们没有太多精力来学练瑜伽，因此，她们私人教练所选择的都是最简单、最有效的瑜伽体式组合。本书收录了这些大明星们最爱的瑜伽体式组合，从瘦脸、美胸、细腰到翘臀、秀腿等，针对性强，功效卓著，备受肯定，堪称大明星美丽常驻的瑜伽秘诀。

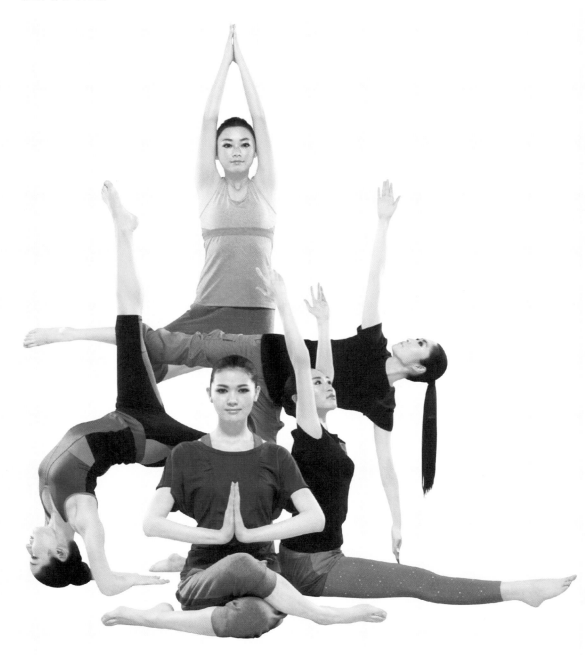

目录
contents

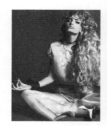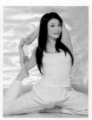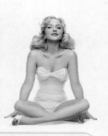

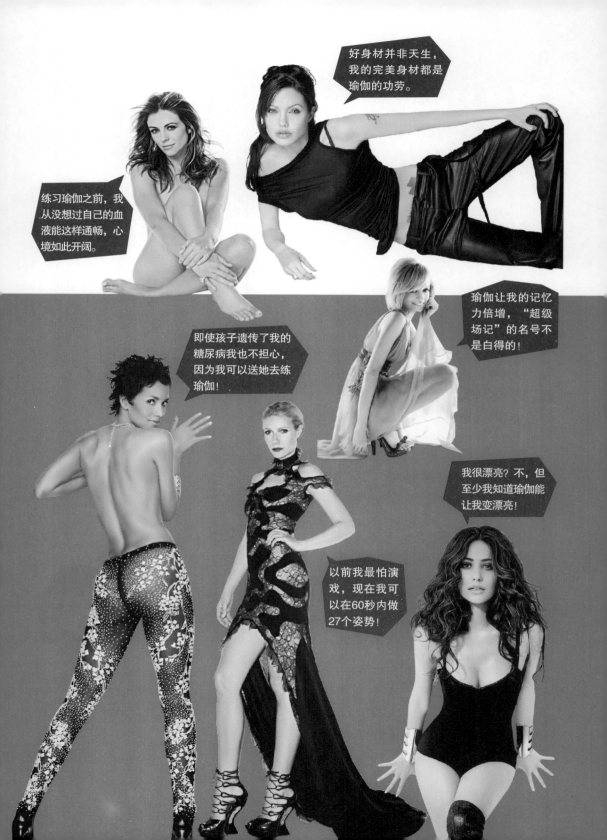

美人道，大明星的美丽瑜伽经

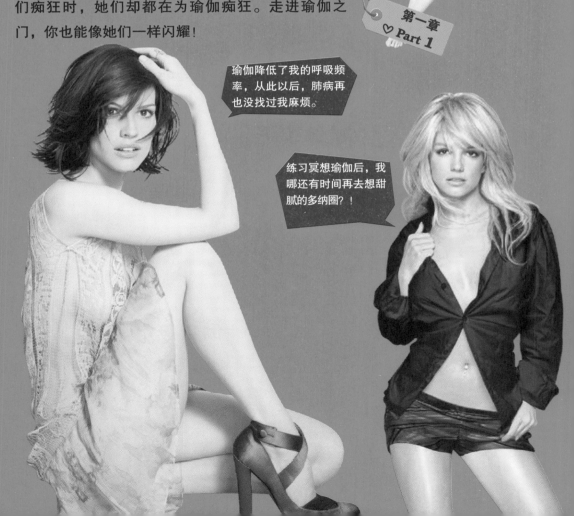

The Yoga Bible of Super Stars

每次练完瑜伽，我都感觉自己的精力更充沛了！

她们拥有令人梦寐以求的脸蛋和身材，当世人为她们痴狂时，她们却都在为瑜伽痴狂。走进瑜伽之门，你也能像她们一样闪耀！

第一章 ♡ Part 1

瑜伽降低了我的呼吸频率，从此以后，肺病再也没找过我麻烦。

练习冥想瑜伽后，我哪还有时间再去想甜腻的多纳圈？！

从习练者到瑜伽传播者

克莉丝蒂·杜灵顿——从超模到瑜伽名人

20多年前，她是当红超模；10年前，她是瑜伽运动的时髦代言人；如今，克莉丝蒂·杜灵顿已经是一名致力于女性健康的瑜伽传播者。

杜灵顿从18岁开始练瑜伽，25岁时告别了模特生涯，进入纽约大学学习之余，她还坚持每天做冥想，每周参加3次瑜伽课程。从纽约大学毕业后，这个兴趣爱好与她的模特身份产生了联系，她渐渐变成了瑜伽运动在全球范围内的非官方代言人。1999年，她与运动品牌Puma合作推出了瑜伽产品线Nuala。

杜灵顿的"新瑜伽"是从事公益事业，她说："我很想念瑜伽，可是瑜伽不仅仅是几个身体动作那么简单。我相信自己现在正在做的事情才是最重要的瑜伽，那就是服务于他人。"

爱戴——变身瑜伽专家

爱戴说："瑜伽自然地如呼吸一样流淌在我生活的点滴里，每当我感觉到累了或是疲倦了的时候，练习瑜伽总会带给我好心情。"

爱戴曾出版瑜伽书籍《爱戴的瑜伽》，可以算是名副其实的明星瑜伽专家。爱戴表示，她本人一直有练习瑜伽健身和缓解压力的习惯。瑜伽可以改善人们生理、心理、情感和精神方面的能力，是一种使身体、心灵与精神相统一的运动方式。有感于演艺圈内的多起艺人自杀事件，让她还萌生了开办明星瑜伽班帮助大家缓解压力的想法。爱戴透露，这个想法一经提出便得到了她的圈中好友们的积极响应。

孙燕姿——产后瑜伽积极瘦身

升级做了妈妈的孙燕姿在个人微博上首次曝光了自己的产后照。照片中她抱着瑜伽毯子，调皮地秀出卷舌"绝活儿"，还提醒大家"2013健康"。在之前的微博中，孙燕姿透露自己"依然是个小'腹'婆"，对于粉丝称她"美人姿"，她也说："我目前画不上等号。" 不过，从这张照片看来，这个新妈妈很注重健康生活，相信她正在勤练瑜伽，瘦身的同时也养生。

黄佩霞——教瑜伽的电影明星

电影明星、名模黄佩霞为了学习瑜伽曾远赴美国深造，她返港后不但教女儿学瑜伽，还在香港开设了"PureYoga"高温瑜伽练习室，不少名人和艺人都是她的学生。

黄佩霞说："瑜伽其实是'合一'的意思，主要是讲求心、身及灵魂上的平衡合一，瑜伽可以磨练一个人的耐性及情绪，也可以练到肌肉的柔软度及平衡。演艺圈压力非常大，我好开心可以帮助他们改善生活及拥有健康的身体。"

萧亚轩——身体的经度，梦想的纬度

普拉提斯是在瑜伽的基础上，融入芭蕾、健美、体操等运动精粹发展而来的精准塑形运动。萧亚轩跟普拉提斯在2005年结缘，她首度接触普拉提斯的时候，就对这个简单易做但对肌肉力量的训练非常有效的运动留下了深刻的印象。刚开始练习时，萧亚轩每天在睡前做半个小时，14天内瘦了3公斤，从此，她就爱上了普拉提斯。

之后，萧亚轩推出了新书《第五大道的Pilates》。在书中，她亲自示范了十五个维持好身材最有效果的招式。崇尚自然健康的萧亚轩强调，她本来就不希望只是单纯地变瘦，更希望自己的身体是紧实而充满优美的女性线条的，如她欣赏的女歌手碧昂丝般匀称且有肌力的性感身形，这正是她练普拉提斯最想达到的效果。

大S——大秀标准倒立瑜伽照

大S热爱瑜伽是众所周知的，她更是在微博上秀出高难度锄式、倒立的标准动作照片，让大家惊呼"好强"，更被封为"瑜伽大王"。大S在微博上表示："终于有时间重回瑜伽世界！我爱锄式，我爱倒立，但有点讨厌轮式。"

大S有脊椎侧弯的毛病，但她不爱让人碰身体，因此没去整脊。练习瑜伽因为不需要辅助对象，于是成为她最爱的运动之一。徐妈妈表示，大S练瑜伽已经好多年，每次在家练习，都会令一旁的自己惊呼女儿真是"好功夫"。

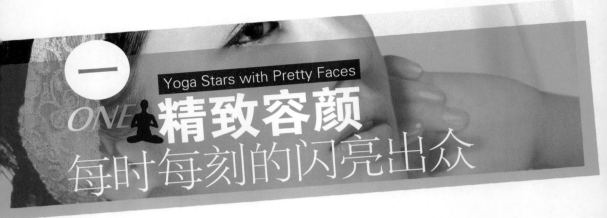

ONE 精致容颜
Yoga Stars with Pretty Faces
每时每刻的闪亮出众

明星榜样 大S、徐若瑄、汤唯、Angelababy、高圆圆、韩彩英

以上几位明星不管是素颜还是上妆，都美得让人羡慕。同样，她们都是瑜伽的爱好者，她们都说练了瑜伽后，容貌会变得容光焕发。到底瑜伽有什么魔力，能够让这些明星保持着天使一样的面孔呢？

瑜伽美丽密码：

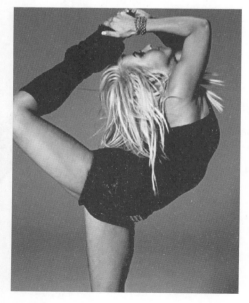

大S曾经说过："洗脸之后，练10分钟左右的瑜伽，舒展身体。瑜伽的动作会用到平时用不到的肌肉，不仅让人身体感觉舒适，也让人精神安定。现在瑜伽已经是我生活中不可缺少的一部分了。"

皮肤的问题往往是身体内在状况的反映。内分泌紊乱是导致皮肤容易产生青春痘、粉刺等的主要原因；血液的不洁净易导致面部出现色斑；气血运行不畅经常表现为面色黯淡、无光泽。瑜伽却能依靠我们自身的力量进行由内而外的调理改善。瑜伽可以促进我们身体内的消化吸收功能，加快毒素的排出，调节人体神经中枢，进而平衡人体内分泌系统。体位的训练，可以将新鲜的血液导流向面部，促进血液对皮肤的滋养。除此之外，瑜伽调息训练是更高一级的方法，它可以使血液循环更加通畅，身体变得洁净，让我们的面部充满光泽，进一步达到排毒养颜的功效。

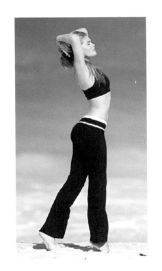

　　健康的瑜伽饮食可以保证血液的洁净及健康，适当的瑜伽断食更可以彻底地洁净身体。大S从练瑜伽开始就改变了饮食习惯，放弃以前最爱的牛排等肉食，慢慢变成一个素食主义者。她说："对我来说，最好的保养就是吃素。每天只吃蔬菜和水果，体内的毒素就能渐渐排出。一位名厨师曾教我一种净化体内的方法，就是早上把燕麦、葡萄干和水煮蛋混在一起吃，注意不要加水。刚开始干巴巴的吃不太习惯，不过连着吃三天就会大便通畅，体内废物等毒素也会随之排出。随着每天早上持续这样吃，我觉得自己的身体开始'无毒一身轻'，骨骼也变得健壮起来，当然肌肤也变好了，脸色也很红润。现在我每周至少吃一次这样的排毒早餐，吃完之后会觉得很有精神。素食真的是一种很奇妙的食物！"

　　此外，瑜伽能够帮助我们达到"身、心、灵"的全面修炼。《蒲伽梵歌》中说："习瑜伽者若能控制自己的内心活动，清除一切物欲，并达到超然，这样，他就达到了瑜伽的最高境界。"内心平静且强大的人，又怎会畏惧时光的刻刀！

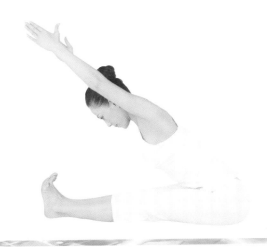

Point　　美颜和瘦身不一样，要想脸部漂亮出众，在瘦脸的同时还要注意呵护脸部的皮肤，不能只是单纯地减少面部脂肪，还要排除滞留脸部软组织的多余间隙液、激活细胞的代谢功能，紧实局部肌肉组织，这样才能打造出360度精致容颜。

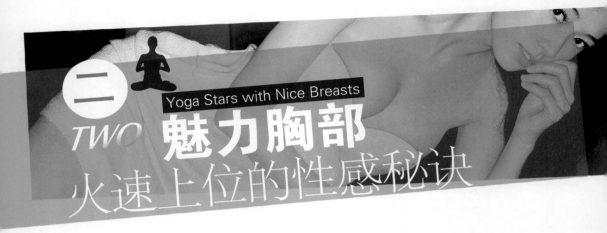

二 TWO 魅力胸部
Yoga Stars with Nice Breasts

火速上位的性感秘诀

明星榜样 林志玲、舒淇、巩俐、米兰达·可儿、克莉丝蒂·杜灵顿

娱乐圈里，除了"实力派"和"偶像派"之外，更有气势"胸胸"的"事业派"。在男人眼里，林志玲身材比例完美，胸形最漂亮；巩俐双峰傲人，身着旗袍，令人惊叹东方女子也可以美得如此典雅、大气；舒淇的胸，秀挺中藏着旖旎，盛载着男人无数的幻想……

瑜伽美丽密码：

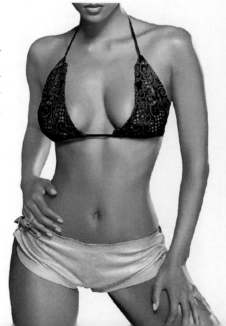

林志玲曾透露让上围"二度发育"的秘诀："每天坚持练瑜伽，能促进胸部发育，还可以保证胸部会坚挺、不下垂。靠健康的饮食控制和运动来维持身材才是最科学的。我没有时间去健身房，但是瑜伽在家里可以练。"

人体内雌性激素的分泌在胸部发育和维持过程中起着重要的作用，而瑜伽练习可以刺激脑下垂体和卵巢激素的分泌，调整甲状腺，刺激胸腺，从而达到促进胸部发育和丰满胸部的目的。另外胸部的扩展配合瑜伽的胸式呼吸，可以促进胸部周围血液循环，使胸部饱满莹

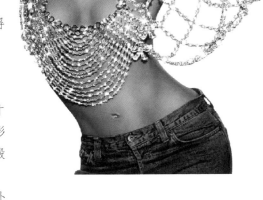

润，丰挺坚实。

萧蔷说："其实想拥有令人羡慕的胸部，首先得了解自己，只有对自己体态和胸部的优缺点清楚了，才能对症下药，成功地营造出让人感觉'波涛汹涌'的效果。"

完美的胸形，乳房大不大不是重点，美不美才需要计较。要让胸部变大的方法不少，但要让胸形美丽却需要下大功夫保养呵护。瑜伽的动作可以锻炼胸部肌肉，向上伸展的动作可以对抗地心引力，抬高胸线，防止胸部下垂，让胸部更挺拔。胸部外扩动作可以锻炼胸大肌，让胸部更加健美。

其实，每天抽出一点时间，做几个塑胸瑜伽体式，不仅仅可以让胸部形状更好看，还能减少患乳房疾病的可能。健康的胸才是最美的胸！

Point 胸美不美，其实乳房大小并不是最重要的，最美的胸部应该丰满、匀称、柔韧、有弹性，位置比较高耸，外观形态挺拔。

很多女性朋友都为自己胸部的各种问题而烦恼，例如不够丰满、线条不够挺拔等等，这些都可以通过后天的运动和调理来进行改善。胸部的发育和功能活动受到女性体内雌性激素的支配，是女性最主要的第二性征。乳房自青春期开始发育，十三岁左右开始隆起，逐渐形成。成年后，随着年龄的增加，由于雌性激素分泌减少，会导致胸部萎缩，萎缩的程度和后天的保护有很大的关系。胸部的脂肪和结缔组织变得松弛，非常容易导致其外扩和下垂，影响胸部形状和美观。如果勤练瑜伽，多做胸部按摩，就可使胸部丰满挺拔。

胸部保养和健康是女人一辈子的工作，饱满的胸部会让人更加自信，身材也显得更加美丽动人。

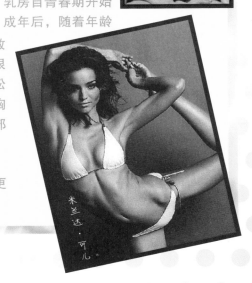

克莉丝蒂·杜灵顿

米兰达·可儿

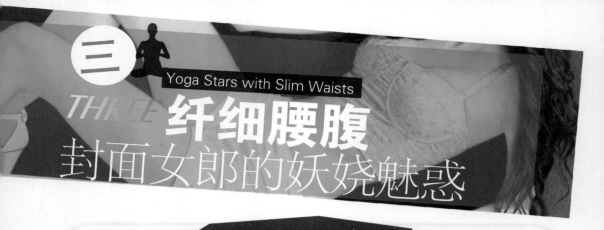

纤细腰腹
封面女郎的妖娆魅惑

明星榜样 钟丽缇、麦当娜、哈莉·贝瑞、珍妮弗·安妮斯顿

说到瘦腰腹，几乎是所有的明星都觉得运动最有效。其中大部分拥有完美腰线的明星都通过瑜伽来塑造迷人的腰腹曲线，打造性感"小蛮腰"。一起来看看大牌明星的窈窕秘诀吧。

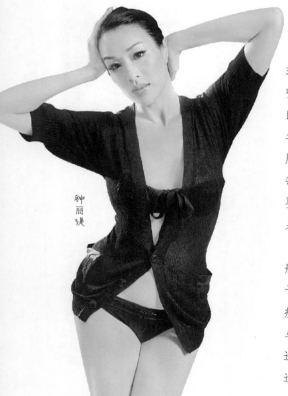

钟丽缇

瑜伽美丽密码：

数次入选"全球最美丽女人"的哈莉·贝瑞，在《007》中以一身比基尼刚一出场，就吸引了所有人的目光，她也因此被评为007女郎中拥有最健美、动人腰部曲线的尤物。即使年过四十，贝瑞仍旧保持着少女般窈窕美丽的腰部，具有致命的诱惑力。贝瑞的细腰是通过每天积极运动来保持的，每天睡觉之前，她都要做瑜伽。她说："练瑜伽是我产后迅速恢复身材的秘诀。"

人的肺部可以储存约5升的空气，可是一般人呼吸过浅，只呼吸到3升，剩下的2升沉淀于肺部底下，久而久之便滋生细菌，导致许多疾病的产生。但是，瑜伽呼吸法能将体内空气与体外的空气充分交流，在这个过程中大大促进身体的新陈代谢。要知道新陈代谢率降低是造成身体，尤其是腰腹脂肪堆积的主要原因之一。而瑜伽最基本的呼吸法便是"腹式呼吸"，深层的呼吸能够帮助代谢，排出身体的废物。

另外，瑜伽体位法通过腰腹的伸展和扭转配合专注的呼吸，能按摩腹部的内脏器官，使身体内外都能得到锻炼，从而可以有效燃烧腰腹脂肪，清除腰间多余的赘肉，达到彻底不反弹的效果。

瑜伽还能够将身心维持在一种活化有氧的平衡状态中，让人在肢体伸展与呼吸的吐纳之间，将肌肉收缩、伸展结合起来，锻炼腹部的深层脂肪，从而使腹部线条优美，而非肌肉发达，维持健康，美化身体的曲线，坚持下去就能拥有一个小蛮腰。

能为瑜伽纤腰美腹作见证的，不止有哈莉·贝瑞，性感女神钟丽缇被时尚界评为"拥有如维纳斯一样的性感躯体，是亚洲女性的出色样本"，她就是通过瑜伽来保持身材。

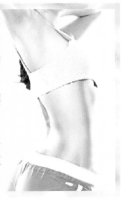

Point 腰部曲线是构成女性身材曲线最主要的部分之一，是女性人体美的关键部位。平腹、细腰是女性美的标志，对上可以衬托出乳房的挺拔，对下可以衬托出臀部的丰满。

但是，腰部和腹部也是人体中脂肪最容易堆积的地方，腰腹部一旦产生脂肪、赘肉堆积，会直接影响女性的曲线之美，让女性体形彻底遭到破坏。然而大明星们却往往有着令人无比羡慕的紧致腰部和平坦腹部，令整个身体看起来健康匀称，这跟明星热爱运动是密不可分的。

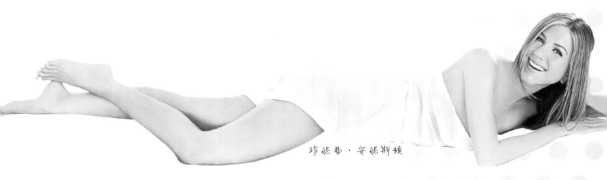

珍妮弗·安妮斯顿

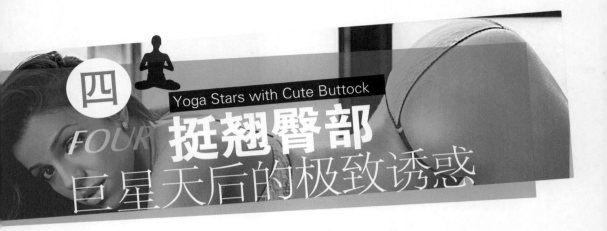

Yoga Stars with Cute Buttock

挺翘臀部
巨星天后的极致诱惑

明星榜样 詹妮弗·洛佩兹、夏奇拉、李玟、碧昂斯、小S

　　每个女人都希望自己的屁股更翘、更性感，但是臀部很容易随着年龄的增加而变得松弛、没有弹性，甚至下垂。臀部松垮、无弹性，无论穿什么，下半身的比例也会失衡。拥有电力十足的翘臀是女星引以为豪的资本，可是别以为好臀形是上天所赐，看看这些世界级美臀明星是怎样塑造出娇翘美臀的吧。

瑜伽美丽密码：

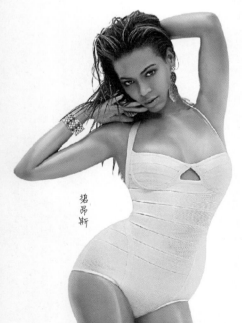

碧昂斯

　　美臀明星们的身材绝对不是那种骨瘦如柴却臀部丰满型的，她们从臀部到四肢线条都很健美，富有女性魅力。当下美臀的公认标准是：浑圆的肌肉向两侧对称分布形成挺翘的半圆，形似一个娇俏的"水蜜桃"，翘臀不仅形上要紧致挺翘，质上也要水润平滑，不能有任何橘皮组织。

　　臀部的构成不光有脂肪和肌肉，还有主导人体运动的重要关节，而且臀大肌对操练刺激反应特别迅速，因此能在最短期内得以绷紧结实起来。所以运动是最好的美臀方法，臀部的完美造型是可以通过针对性锻炼塑造出来的！

　　已经被无数明星证实有效的瑜伽对于提臀有着非凡的功效。瑜伽能激发臀部肌肉的胶原蛋白再生，由内而外增加臀部弹性，经过练习后"臀位线"将会明

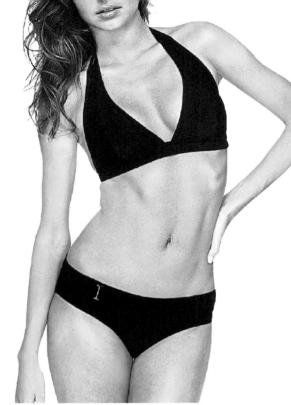

显提升。瑜伽在紧致肤质方面也有非常明显的效果。皮肤紧致了，臀部线条自然得到改观。通过瑜伽练习而得到修整的臀部，不仅臀形远比手术效果自然，而且要持久得多。很多年届四旬的女星依然保持优美而性感的臀部曲线，就是因为长期不懈的瑜伽练习。

詹妮弗·洛佩兹"美臀女王"的地位在好莱坞多年难以被撼动，她曾为自己的臀部投保2.5亿美元。据私人教练Radu透露，洛佩兹动人的曲线并非天生，直到30岁她才修炼出魔鬼身材。而洛佩兹是狂热的瑜伽爱好者，成就"世界第一美臀"的瑜伽可是有很大功劳的。夏奇拉、李玟、杰西卡·阿尔芭、斯嘉丽·约翰逊等美臀天后也有类似的经历，瑜伽使得她们拥有性感、挺翘的美臀，长久保持性感魅力。

个子矮矮的小S，身材却是公认的超好，尤其是丰满翘臀，迷人曲线展露无遗。小S曾经也是一个扁屁股女人，穿牛仔裤的时候，会有点皱皱的，撑不起来。可是当她开始练习肩桥式之后，屁股就越来越翘。用小S的话说："不要跟我讲什么屁股太瘦、没有肉这种话，不管是排骨精还是非洲难民，只要你做这个动作，你都可以变成翘臀！"

Point

时尚界公认的四大美臀标准：

·臀部必须紧实浑圆，走起路来不可晃动得太厉害。
·整个臀部的大小要均衡，必须与身体比例协调，不是大了就好，太小当然也不合格。
·前凸后翘是评定美臀的重要条件。在走路和转身时，臀部要有一点儿上翘。
·肤质白皙、细腻、有光泽、弹性好。脂肪绝不能少，但却恰如其分。多一分脂肪则肥，少一寸厚度则瘦。

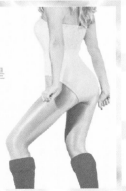

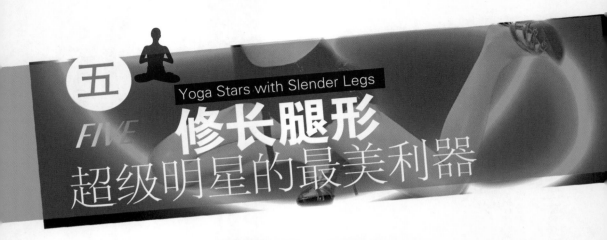

修长腿形
超级明星的最美利器

明星榜样 莫文蔚、范冰冰、凯莉·米洛、李冰冰、妮可·基德曼

　　腿对于女性身材、轮廓、曲线的整体美也有着举足轻重的作用。演艺圈的明星们各有一套自己的美腿方法，除了勤做保养外，运动当然也是不可缺少的。如果想要跟莫文蔚、凯莉·米洛等明星看齐，那就看看她们推荐的最佳美腿运动瑜伽吧。

瑜伽美丽密码：

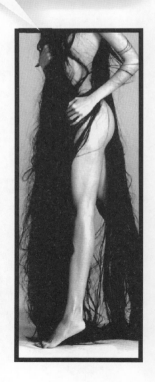

　　当凯莉·米洛被评为"全球最性感美腿"时，简直让人惊诧万分，身高只有153厘米的凯莉用自身行动证明了：身高不是重点，比例才是王道！所以她可以顶着"豌豆公主"的头衔，大方穿上比基尼或是性感的舞衣魅力四射，澳洲天后的实力果然不容小觑。

　　凯莉·米洛向来以美腿著称，她常常穿着性感的热裤，因此也让她忘记了自己的年龄。她说："有时候，我忘了自己已经40多岁了，我并不想让热裤退休。" 凯莉·米洛一直坚持练瑜伽，她认为瑜伽可以帮助保持双腿紧致、修长、不松弛，让双腿永远性感。

　　不要以为拼命运动就能达到瘦腿的目的，过强过多的运动反而会造成腿部肌肉横向发展，结果形成通常所说的萝卜腿。瑜伽体式通过脚趾回勾、推动和刺激腿部肌肉，能帮助腿部肌肉的上提，通过伸屈、勾绷来修复腿部曲线，帮助将脂肪转换成能量，对于腿肚子较粗、腿部肌肉下垂、腿部肌肉松散、小腿肌肉外移都很有效果。瑜伽的体式通常是舒展的，可以拉伸腿部肌肉，让双腿变得修长、纤细、紧致。一些体式还能锻炼到膝盖、小腿、脚踝这些容易被忽视、难以锻炼到的腿部部位，从而能改善腿部线条，达到美腿的效果。

　　同样，瑜伽也塑造了美腿天后莫文蔚、"好莱坞头号美腿"妮可·基德曼的完美腿形。

Point

　　什么样的腿符合"美腿"的标准？有人喜欢肤色白皙的粉嫩腿，也有人偏好肤色黝黑的健康腿。无论哪种标准，只要双腿修长、纤细、匀称，就基本符合美腿的标准了。完美腿部的基本标准是：脂肪厚度均匀；两腿并拢四点接触；膝盖黄金分割。此外，完美的腿还要求膝盖没有赘肉、腿肚位置较高、脚踝纤细。

　　这些标准不仅使玉腿本身有很高的审美价值，而且使女性的整个体形显得修长、苗条、挺拔，并对女性的风度气质有很大影响。

　　除了美观的问题，腿围大小还关系着一个人的健康，因为腿部常常是身体积累毒素最多的地方，也是最容易忽视的地方。所以关注美腿的同时，也不要忽略自己的健康。

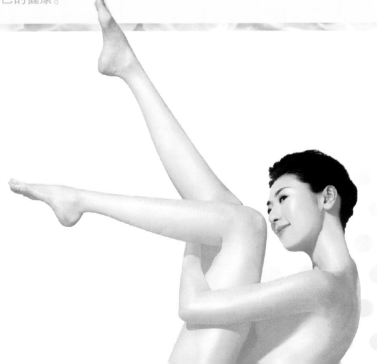

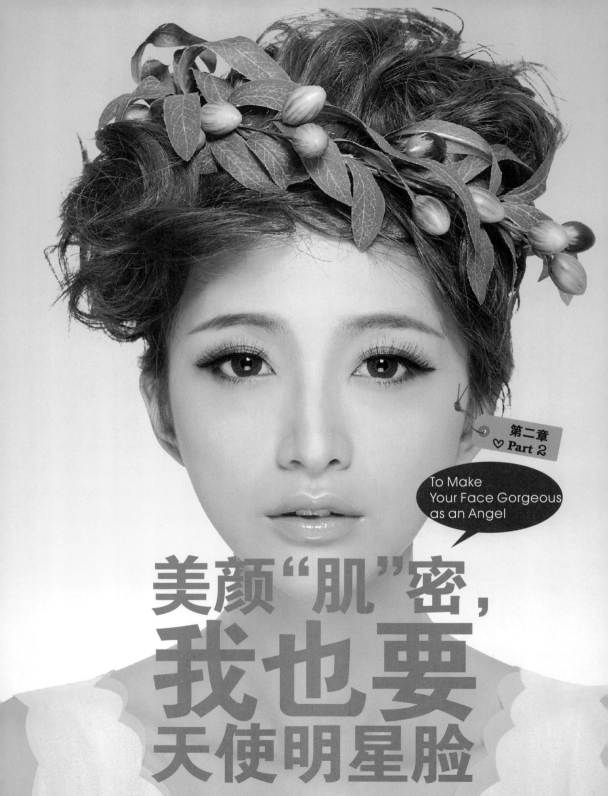

第二章
♡ Part 2

To Make
Your Face Gorgeous
as an Angel

美颜"肌"密，
我也要
天使明星脸

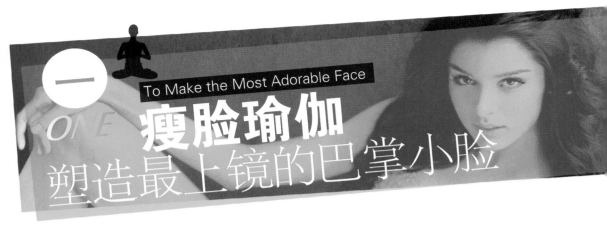

瘦脸瑜伽
塑造最上镜的巴掌小脸

To Make the Most Adorable Face

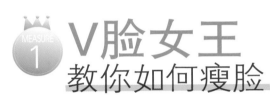

V脸女王
教你如何瘦脸

你知道吗？面部的轮廓线是由脸部皮肤、脸部肌肉、皮下脂肪这三大要素构成的。这三者中任何一个出了问题，都会使面部变得松弛和肥胖。所以，要想让脸瘦下来，必须从这三方面一起入手，而利用瘦脸瑜伽，就能全面调节脸部肥胖问题。

◎张柏芝，最爱提拉脸颊式

刚出道的时候，张柏芝的脸是圆圆的。《星语星愿》中的她，虽然圆圆的脸很可爱，五官也清丽可人，但还是感觉不够精致。张柏芝自己也对小圆脸不怎么满意，拍照、拍戏时不是那么上相。后来经过努力，她终于减成了V形脸，还当上了瘦脸霜的代言人。

接受采访时，张柏芝表示瘦脸是跟着减肥同步做到的，当她的体重从57公斤减至48公斤时，不仅自己的脸瘦了一圈，肉肉的身材变得更有型，看起来更性感。

柏芝减肥瘦脸的秘诀除了戒肉食、跑步、跳舞、加大工作量之外，她还特别喜欢提拉脸颊式这类脸部瑜伽动作。脸部是全身运动最少的地方，脸部的肌肤也最容易老化下垂。瑜伽瘦脸动作不仅能使细胞活化，使养分等快速到达表层，刺激胶原蛋白的产生，令脸部皮肤又弹、又紧、又亮，还能有效减少脸部脂肪，提升脸部线条，消除法令纹，解决双下巴，达到瘦脸功效。

此外，张柏芝特别强调减肥要持之以恒，但一定不要靠药物减肥。她说："刚开始减肥，朋友从外国买了去水丸回来给我试，的确瘦得好快，但常常要去厕所，感觉很不健康，后来听人说对肾不好，就立刻不吃了，于是很快被打回原形，所以我不再相信吃药减肥。吃药不但容易有副作用，而且维持得不久。瘦，也要瘦得健康。"

◎娄艺潇

《爱情公寓》中胡一菲的扮演者就是娄艺潇。在剧中，娄艺潇除了彪悍的逻辑和霸道的言行让我们叹为观止外，她那精致的V形脸也让人印象深刻。那么，她是怎样瘦脸的呢？一起来看看娄艺潇的瘦脸绝技吧。

◎脸部瑜伽"三角舌"式

头部向后仰，同时奋力向上提拉下巴，然后将舌头尽力向天花板方向伸展，把舌头前端变成尖尖的三角形。保持一定的时间，可以达到瘦脸的效果。还可以在上班闲下来的时候，用手轻轻地按摩脸部，这样便于脸部的血液循环，更能塑造精致的脸形。

◎热毛巾敷脸

用热毛巾敷脸可以将脸部的肌肉放松，再配上一些按摩手法，可以达到瘦脸的效果。每次敷10~20分钟，注意毛巾要5分钟换一次，效果才会显著。

◎嚼口香糖

正确的咀嚼方法能让脸部瘦下来，比如在嚼口香糖时，你的脸部会跟着动起来，运动量大了，脸部就容易瘦下来。

蔡依林

减掉"婴儿肥"，变身"性感小天后"

为了减去跟随自己多年的婴儿肥，蔡依林试过各种偏方，但一无所获。直到她拜师学瑜伽，才真正开始享"瘦"生活。不但脸蛋越来越漂亮、身材曲线有了很大变化，人也越来越红。

蔡依林坦言："练瑜伽可以锻炼坚毅能力，又可保持身体线条，是完全不受户外天气影响的一项运动，加上运动是生活的另一种方式和乐趣，可让身体更健康。大家也应该选择一项心爱的运动来持之以恒。"

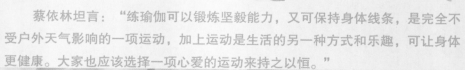

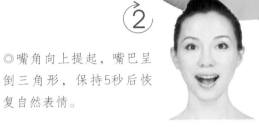

惊讶表情

绷紧脸部线条，紧致脸部轮廓。

 大明星推荐
的瘦脸体式

① ◎张大嘴巴，做出惊恐的表情。

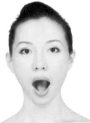 ② ◎嘴角向上提起，嘴巴呈倒三角形，保持5秒后恢复自然表情。

重复做5次

提拉脸颊

向上提拉脸颊，让脸部紧致有弹性。

重复做3次

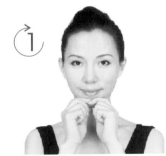 ① 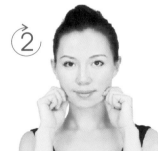 ② 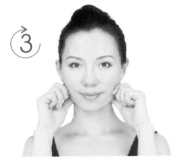 ③

◎双手捏住下巴中央，大拇指放在下巴下方，从下巴中央向两侧一边缓缓移动，一边按压，重复做3次。

锻炼颊肌

重复做5次

紧致脸颊肌肉，让脸部线条轮廓清晰，瘦出精致V脸。

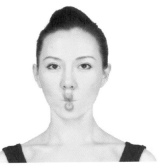 ◎嘴唇收紧向前撅嘴，两腮向内用力吸紧，保持5秒后恢复自然表情。

锻炼颚肌

有效地锻炼下巴肌肉，防止松弛下垂，塑造精致漂亮的下巴线条。

重复做5次

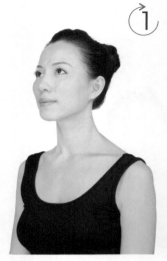

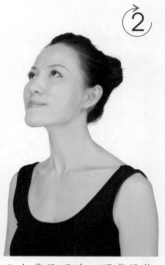

◎保持自然表情，下巴微微上扬。

◎上嘴唇不动，下嘴唇往上推，保持5秒后恢复自然表情。

锻炼翼突肌

防止下巴肌肉衰退造成的嘴角下垂。

重复做3次

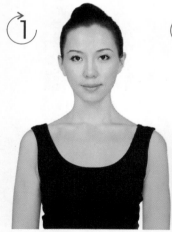

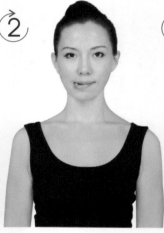

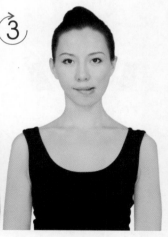

◎上嘴唇不动，下巴向前推。

◎将突出的下巴向右侧水平移动，保持5秒。

◎然后以同样的方法将下巴向左侧水平移动，保持5秒后恢复自然表情。

嘟嘴唇

锻炼两颊肌肉，减少面部脂肪，还可使嘴唇周围皮肤紧致而有弹性。

重复做3次

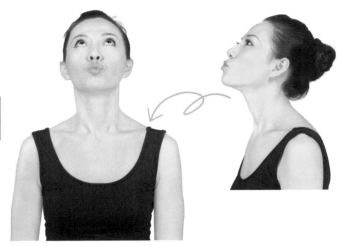

◎闭上眼睛，头向后仰，尽量拉伸颈部，使下巴和脖子形成90度以上的夹角，尽力向上嘟起嘴唇，想象着有人要亲吻你。

消除双下巴

活动下巴肌肉，减少脂肪，预防和改善双下巴。

重复做5次

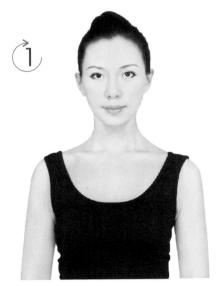

①

◎下唇微微向前突出。

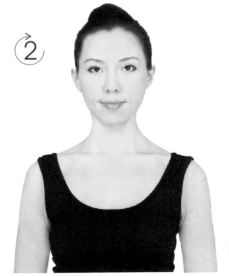

②

◎将下唇的中心部位往上提，保持5秒后恢复自然。

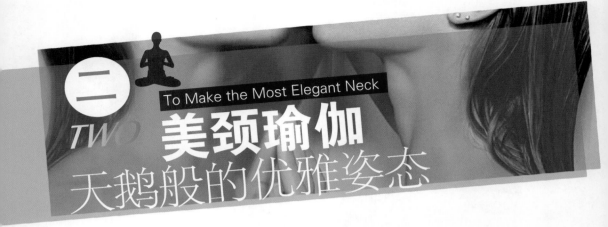

二 TWO

To Make the Most Elegant Neck

美颈瑜伽
天鹅般的优雅姿态

娱乐圈内拥有"完美颈线"的女人不在少数，不老美女徐若瑄、超级辣妈小S、九头身美女吴佩慈……细看她们优雅的颈部线条，修长且无细纹。有人说要想知道女人的年龄只需看她有多少条颈纹，而在日常保养中颈部却往往被许多人忽略。如何才能拥有美丽性感的颈部呢？让我们来看看明星们是如何保养颈部的吧！

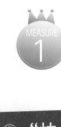

MEASURE 1

颈部没皱纹，
岁月不留痕

◎ "快乐女神"谢娜的"汗颜"保养法

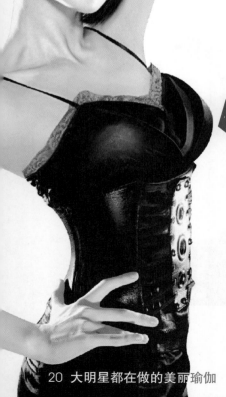

超人气美女主持谢娜在台上总是嘻嘻哈哈，常常为了逗观众开心一笑而自毁形象，但是这却丝毫遮盖不了她的美丽。娜娜是大家公认的美女主持，不仅有着绝妙的身材、漂亮的脸蛋，更拥有白皙纤长的颈部。现在就让娜娜来告诉你她是如何保养皮肤、保持曼妙身材的。

娜娜说："其实最好的保养就是尽量让自己出汗。只要我有什么皮肤问题，比如起痘痘之类，就会第一时间想办法让自己出很多汗，当大量发汗以后，会感觉身体里的毒素和污垢都被汗水带出体外，痘印也就很容易被代谢掉。瑜伽是一种不错的排汗运动，同时还能起到修饰身材的功效。另外我发现，如果先去角质，再去运动，皮肤会很细嫩。"

◎凯瑟琳·泽塔琼斯：我的脖颈与年龄无关

从英国威尔士走出来的好莱坞女星凯瑟琳·泽塔琼斯有着漂亮的脸蛋、迷人的气质，不过最引人注目的还是她雪白青春的颈部，时时透露出性感气息。当别人问起她的保养秘诀时，她开心地说道："自从我的美容师告诉我保养脖颈多用些浴盐之后，我就在每次泡澡时有意在浴缸内加两匙浴盐，给脖颈洗个浴盐澡，顺势再做个紧致按摩操。用双手的四个手指分别向上提拉颈部肌肤，舒展颈部小碎纹；然后双手的拇指和食指轻捏颈部两侧的肌肉，让颈部更紧实有弹性。"

"另外，每个星期敷一次颈膜，给脖颈补充营养。每次敷颈膜不会超过20分钟，在颈膜没干之前就洗掉。这样的护理，坚持十多年了，从没间断过。你们能从我的脖子上看出我的年龄吗？绝对不可能。"

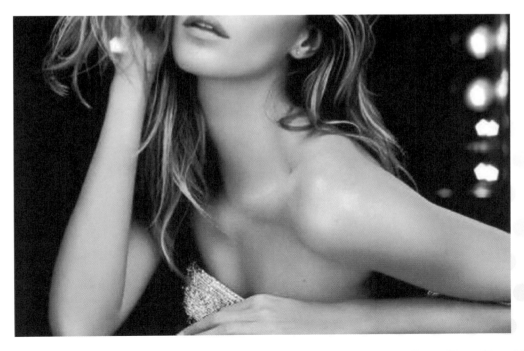

大明星传授的颈部养护体式

颈椎转动

均匀地拉伸颈部肌肉，消除颈部细纹，预防颈椎病。

重复做5次

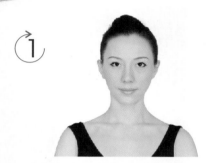

① ◎取平常坐姿，上半身保持直立，双手手掌放在双腿膝盖上。

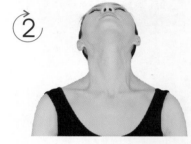

② ◎呼吸，头部向后仰，颈部向后拉伸，保持15秒，吸气回中间。

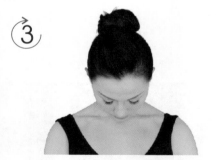

③ ◎呼气，头部向前弯，颈部向前拉伸，保持15秒。

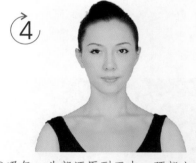

④ ◎吸气，头部还原到正中，颈部立直。

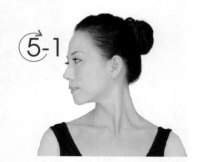

5-1

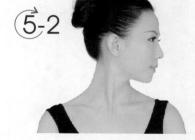

5-2

◎呼气，颈部向右侧转动，眼睛看向右侧；吸气回正中，呼气再将颈部转向左侧。吸气，头部还原到正中，左右反复数次。

颈部伸展

改善颈部僵硬，减少皱纹，塑造优美的颈部线条。

重复做5次

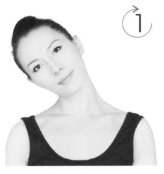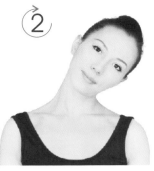

◎取平常坐姿，双手放在两腿膝盖上。呼气，颈部向右倾，右耳向右侧肩膀贴近，拉伸左侧颈部肌肉，保持15秒，吸气回正中。

◎呼气，颈部向左倾，左耳贴近左侧肩膀，拉伸右侧颈部肌肉，保持15秒，吸气回正中。

提沉肩

肩部提沉可以拉伸颈部肌肉，美化颈部线条。

重复做5次

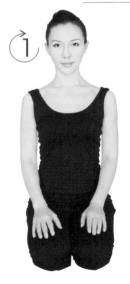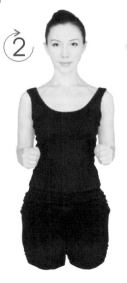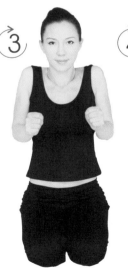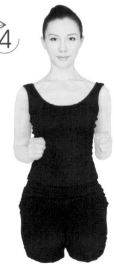

◎取雷电坐姿，臀部坐于脚跟，上半身立直，双手自然放于大腿上。

◎双手握拳，向前屈肘，大小臂垂直，肩膀向后夹。

◎吸气，向上耸肩，只移动肩膀，不要缩颈，保持15秒。

◎呼气，肩膀下坠，拉伸颈部，保持15秒。

鸭行式

消除颈部僵硬和疲劳，预防肩颈疾病。

做另一侧的练习。左右重复做5次

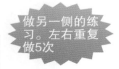

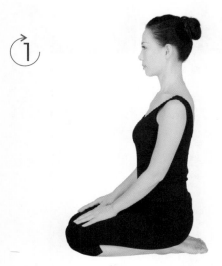

◎取雷电坐姿，臀部坐于脚跟，双手自然放于双腿大腿上，上半身立直。

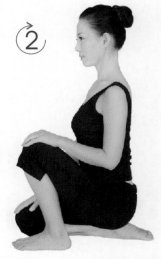

◎上半身固定不动，左腿屈膝向上抬起，左脚落在右膝旁踩地。

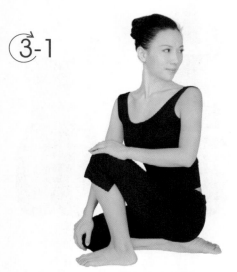

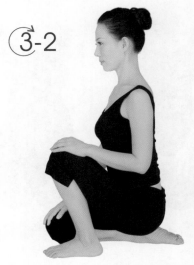

◎呼气，从腹部开始向左后转动背部、头部，感觉整个脊椎和颈部的扭转与拉伸，保持15秒；吸气，头部回到中间。反方向做同样动作。

套索扭转

活络颈椎，增强颈部柔韧性，使颈部纤细、挺拔、修长。

松开双手，身体还原，反方向做同样的练习

Point

对于刚开始练习瑜伽或是不经常练习瑜伽的人来说，你的双手可能难以交叉在一起，这时可以借助瑜伽带或是毛巾来完成这个练习。

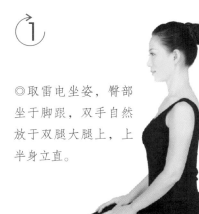

① ◎取雷电坐姿，臀部坐于脚跟，双手自然放于双腿大腿上，上半身立直。

② ◎身体前倾，双手撑地，双脚立起，脚尖踩地。膝盖离地，身体重心向后移，尽量踩下脚跟，注意保持身体的平衡。

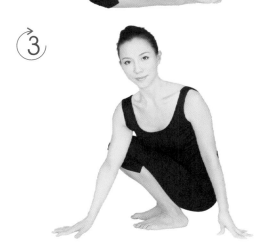

③ ◎双脚踩地，身体稳定后让双腿尽可能地并拢，上半身向左侧最大限度地扭转，右侧大臂贴着左侧膝盖的外侧，身体最大限度地扭转，双手扶在地板上。

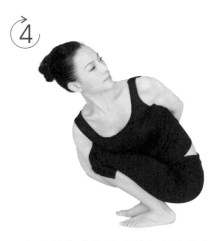

④ ◎将左侧的手臂绕动到身体的后方，尝试让左右手握在一起。吸气，拉伸背部、手臂，同时将后背与头部向左侧扭转，眼睛看向左边，保持这个姿势30秒左右的时间。

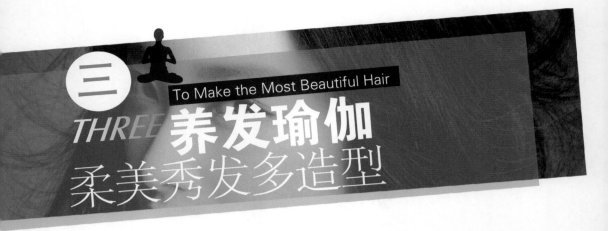

"发质就是气质"，女人如果没把头发照顾好，整个人的气质就差了一截。女明星的秀发大多很漂亮，虽然因为工作的原因，需要经常染发，频繁造型，但她们的秀发却仍能保持摇曳生姿，实在令人心生艳羡。大明星们是如何养护健康又有型的头发的呢？

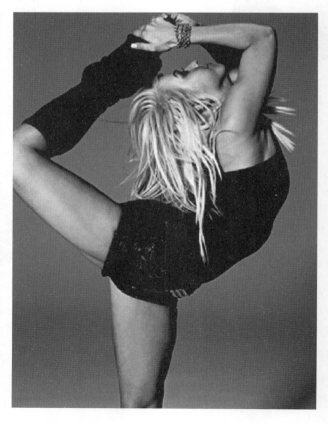

凯瑟琳·泽塔琼斯
健康养发

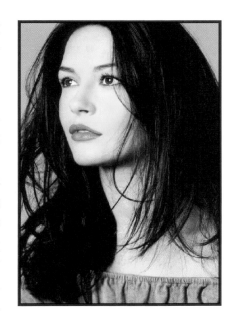

　　凯瑟琳·泽塔琼斯在大荧幕上总是扮演聪明勇敢、特立独行的角色，在以8位数天价代言的洗发水广告中，她继续了这种风格，和马克思·布朗上演了一场"情侣罗宾汉"的好戏。广告中，泽塔琼斯举手投足间尽显巨星风范，一头秀发更是光彩耀人，倾倒众生，也让"大出血"的广告商大呼值得。

　　生活中的泽塔琼斯很注重自己的秀发保养，正如她所说："我很在意头发是否有光泽，想要星味十足，这是一个非常重要的标准！"每天认真地洗护头发是泽塔琼斯养发的必修课，昂贵的鱼子酱美发SPA也必不可少。每天晚上睡觉前，她会在头发下面垫一块丝绸，这样可以让她在早起时仍保持良好的发型，发丝也特别柔滑。

　　瑜伽运动，不仅让泽塔琼斯在怀孕生子后依然保持着姣好的身材，也是她养护头发的秘密武器。

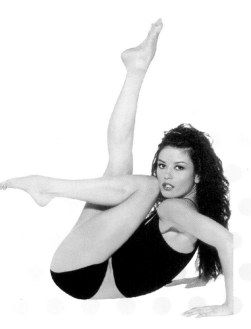

　　头部的血液循环会给头发带来很大的影响。而瑜伽体式中有很多前屈、倒立的体式，当进行这些体式的练习时，心脏比头部的位置高，身体处在一种非常规的体位，人体与重力的关系随之发生变化。这些动作使得平时一直沉积在下半身的血液回流，从而促使血液循环变得旺盛，为大脑输送更多的新鲜血液，加速头皮新陈代谢。因此瑜伽不仅有助于培养力量、平衡力和稳定性，清洁身体，还可以赋予头皮活力，有助于秀发健康。

儿童式

加强大脑、头及颈部的血液循环。滋养头皮和发根，使秀发柔顺亮泽。

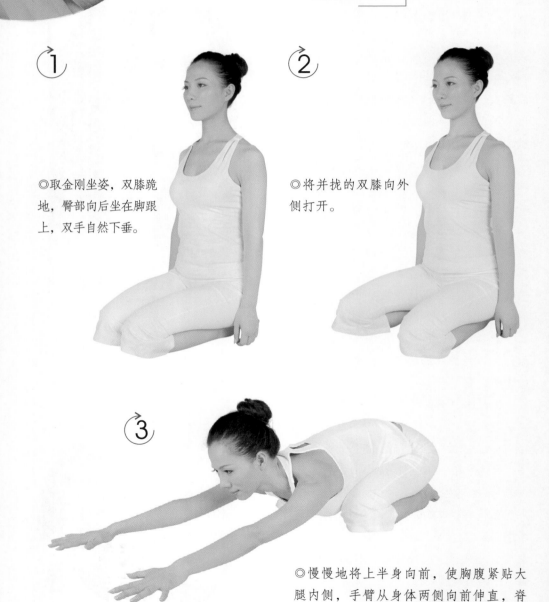

① ◎取金刚坐姿，双膝跪地，臀部向后坐在脚跟上，双手自然下垂。

② ◎将并拢的双膝向外侧打开。

③ ◎慢慢地将上半身向前，使胸腹紧贴大腿内侧，手臂从身体两侧向前伸直，脊柱向前伸展。

◎背部向前伸展，额头触地，手臂和脊柱继续向前，尾骨内收。

◎双手沿地面向后移动，呼气，卷起后背，从尾椎向颈椎一节一节卷动，慢慢抬起上半身。

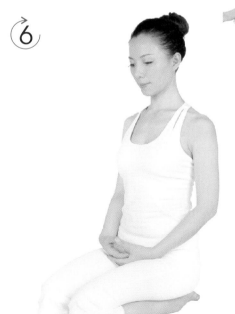

◎上半身恢复直立状态，背部挺直，双手交叠成杯形放在腹部前方。自然呼吸。

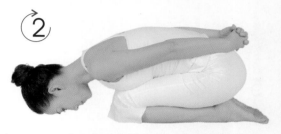

叩首式

促进头部血液循
环，滋养头皮，使
秀发乌黑顺滑。

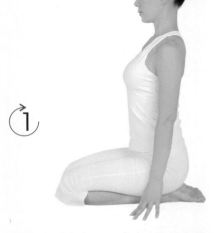

 ◎取金刚坐姿，双膝跪地，臀部向后坐在脚跟上，双手自然放于体侧。

② ◎双手于背后十指交握，然后身体前倾，胸腹紧贴大腿，额头点地。调整呼吸。

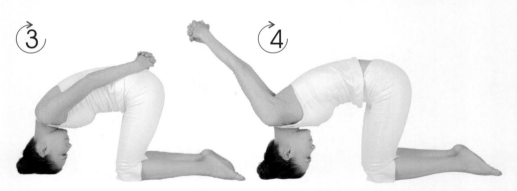

③ ◎呼气时，臀部抬高，向前卷背，头部向前滚动，头顶顶地，大腿与地面垂直。

④ ◎双手手臂交握向上向前抬起至极限。保持呼吸。

⑤ ◎吸气，臀部慢慢放下，坐在脚跟上，额头贴地，手臂收回放在背后，然后慢慢抬起上半身，将上半身还原到直立状态，双手解开放在大腿上。回复到起始动作。

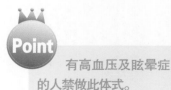

Point

有高血压及眩晕症的人禁做此体式。

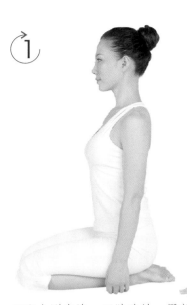

顶峰式

血液倒流，滋养头部和发根，使头发乌黑润泽。

◎ 取金刚坐姿，双膝跪地，臀部向后坐在脚跟上，双手自然放于体侧。

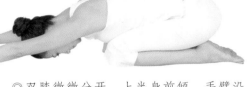

◎ 双膝微微分开，上半身前倾，手臂沿地面前伸，脊柱向前伸展。

◎ 慢慢将臀部向上抬离脚跟，脚尖点地。

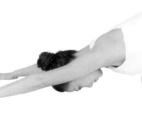
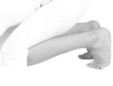

◎ 继续抬高臀部直到双腿伸直，手臂也要伸直。

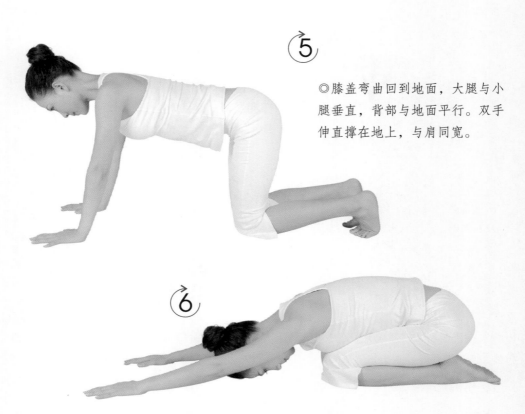

5

◎膝盖弯曲回到地面，大腿与小腿垂直，背部与地面平行。双手伸直撑在地上，与肩同宽。

6

◎臀部向后坐在脚跟上，脚背贴着地面。上半身落在双腿上，额头贴地，双手前伸。

7

◎慢慢将上半身抬起，背部挺直，双手放在大腿上。调整呼吸。

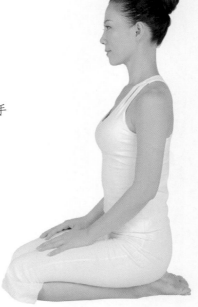

站立前屈+蜷动

促进头部血液循环，滋养发根，改善发质，预防脱发和白发。

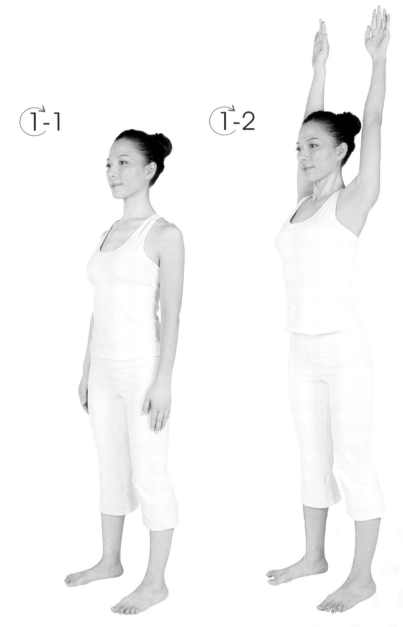

1-1   **1-2**

◎自然站立，双脚分开，双手自然放于身体两侧。然后双手向上伸直，掌心向前。

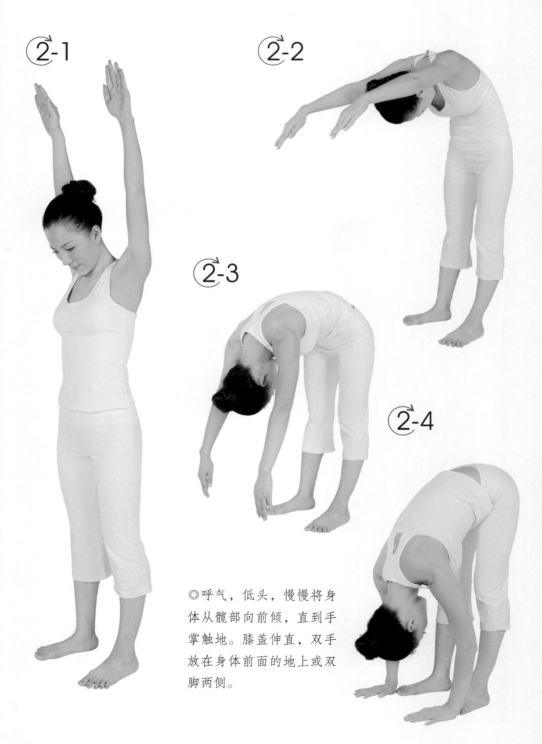

2-1

2-2

2-3

2-4

◎呼气，低头，慢慢将身体从髋部向前倾，直到手掌触地。膝盖伸直，双手放在身体前面的地上或双脚两侧。

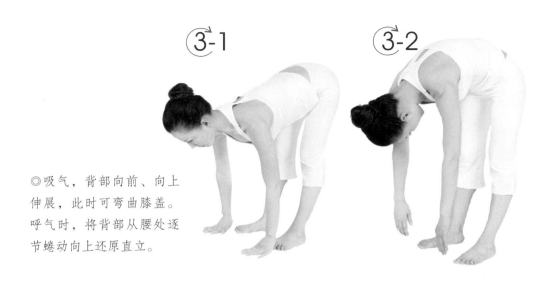

3-1 3-2

◎吸气，背部向前、向上伸展，此时可弯曲膝盖。呼气时，将背部从腰处逐节蜷动向上还原直立。

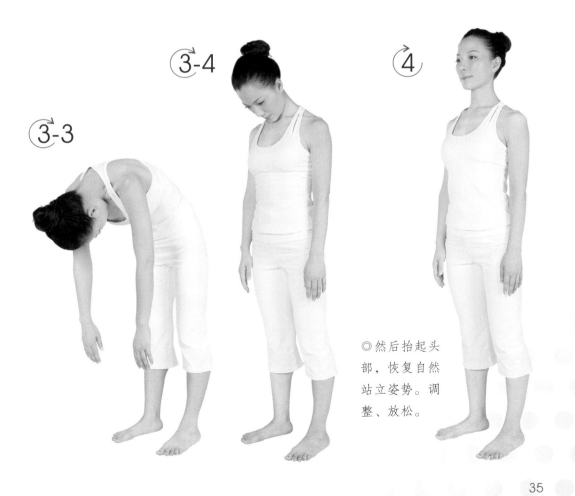

3-4

3-3

4

◎然后抬起头部，恢复自然站立姿势。调整、放松。

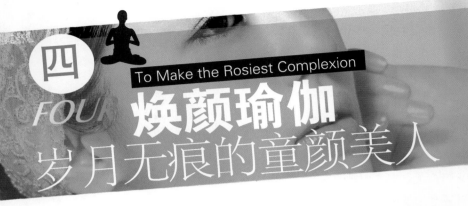

焕颜瑜伽
岁月无痕的童颜美人

女艺人的年华都被一年一年记录在菲林上，身份证可以骗人，镜头可骗不了人。我们常常惊叹女星们不会老，每次在电视里看到她们，不管过去多少年，好像都是原来的年轻样貌。为什么明星的脸上似乎看不到岁月的痕迹呢？她们到底有什么秘诀呢？这其实大都是女星们勤于运动和保养的结果。

MEASURE 1 童颜玉女
保养的秘密

◎ 无龄周迅：最爱高温瑜伽

从1998年第十五届巴黎国际电影节获得最佳女主角奖到现在，10多年的岁月仿佛在周迅身上停止了，如今的她依旧是《苏州河》里那个青春、自然、美丽的模样。在接受杂志采访时，周迅道出了肌肤无龄的秘密：瑜伽+面膜。

就像周迅说的那样："我平时最喜欢的运动是高温瑜伽，我喜欢这种让汗完全出透的感觉，觉得身体里面的坏东西也都能跟着排出来，每次做完都感觉特别轻松和舒畅。"瑜伽能够调节身体内部循环系统，促进神经系统和内分泌系统，轻柔的按摩和伸展令身体每一个部分都受益，很多瑜伽体式可以加速面部血液循环、排除体内毒素，由内至外，令肌肤富有光泽和弹性。

作为艺人，需要经常上妆、卸妆，这些都会很伤害皮肤。除了运动外，周迅还保持着很多护肤习惯，譬如喜欢敷面膜，各种补水的、美白的换着敷。特别是弹力织布设计的面膜，敷在脸上感觉特别熨帖，好像有股力量在给肌肤按摩，令肌肤更有光彩。此外，周迅始终保持着多喝水、多吃绿色健康蔬果的习惯，这些都是最自然又对肌肤有益的方法。

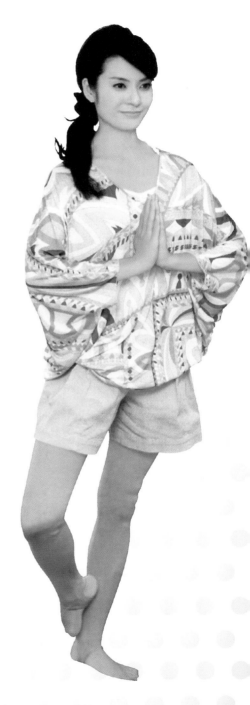

◎不老杨钰莹：
瑜伽释压，心态好，皱纹少

十几年前的杨钰莹，浅笑盈盈，肤如凝脂；十几年后再次出现在人们的视线之中，她的脸上几乎没有衰老的痕迹。40岁的玉女杨钰莹如何一直保持20岁的肌肤状态？杨钰莹的抗老护肤方法是食补加运动。

一般来说，从30岁开始，女性的肌肤新陈代谢减缓，年轻时肌肤所受的紫外线等外在伤害也会在这个时候显现，所以30岁之后，女性皮肤的光泽度、水分和弹性都会大打折扣。为了对抗这些问题，杨钰莹除了平常多补充维生素C、维生素E、绿茶多酚，还特别爱吃提子。众所周知，提子具有非常好的抗氧化效果，能够帮助肌肤抵御外界伤害。

除此之外，杨钰莹还喜欢做瑜伽释放压力，让身体以及肌肤更加健康。杨钰莹认为，保持平和的心态对抗衰老很重要。做瑜伽能让身心处于一个平衡的状态，人的心态变健康了，没有苦恼，皱纹自然就少了。

双腿背部伸展式

促进头部和脸部血液循环，滋养脸部肌肤，使肌肤红润有光泽。

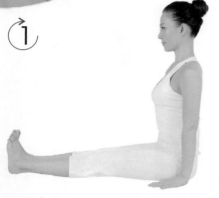

① ◎坐在地上，双腿并拢向前伸直，上半身直立；双手放在身体两侧的地面上，手掌贴地，指尖朝前。

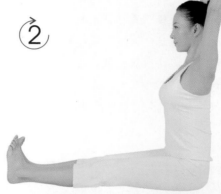

② ◎吸气，手臂伸直，上举过头顶，掌心相对。

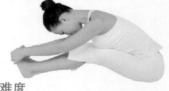

降低难度
如果身体柔韧度不够，做不到上一动作，可以将双腿膝盖弯曲来保持后背的伸展。

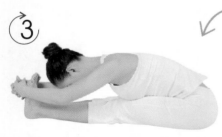

③ ◎呼气，身体前屈，伸直脊柱。双手勾住双脚，屈手肘，上半身向前伸展，尽可能让腹、胸、额紧贴双腿。正常呼吸，保持至少1分钟。

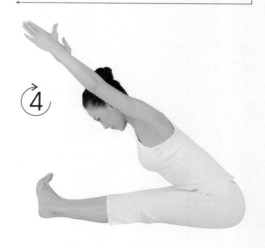

④ ◎吸气，双手向上带起后背还原直立，呼吸放松。

半脊柱扭转

保持脊柱的弹性，调节脊柱神经。按摩腹部及内脏器官，改善女性内分泌失调引起的肌肤黯沉、色斑等问题，使肤色红润，气色好。

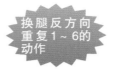

换腿反方向重复1~6的动作

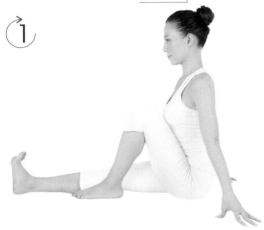

◎坐在地上，双腿向前伸直。然后弯曲左腿，左脚踩地。双手自然放于身体两侧的地面。

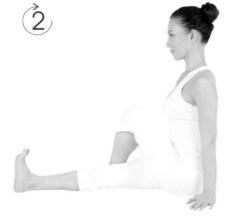

◎左脚越过右腿，踩在右膝外侧。

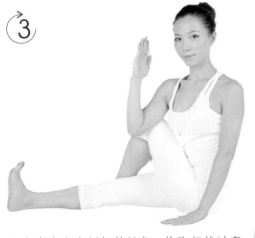

◎上半身向左侧扭转90度，使胸部越过弯曲的左大腿。右手屈肘，上臂贴在左腿膝盖外侧。

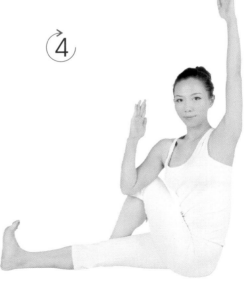

◎吸气，左手伸直向上举起，伸展背部。

◎呼气，向后转动背部。左手放下，五指撑地于左臀后侧，头部向左后方转动，眼睛看向左后方。

⑤

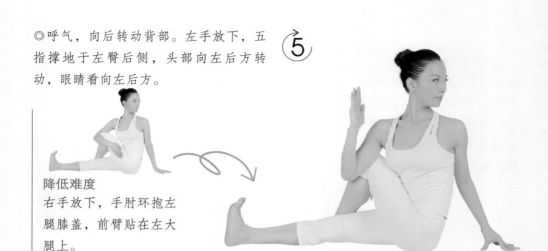

降低难度
右手放下，手肘环抱左腿膝盖，前臂贴在左大腿上。

⑥

◎松开右手，呼气转回背部，双手向两侧伸直平举，双手向下垂放，恢复动作1，呼吸放松身体。

①

牛面式

有助于活化内脏器官，改善血液循环，红润肤色。

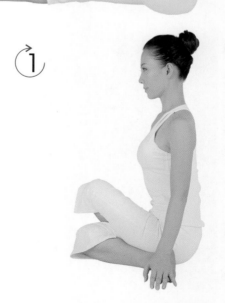

◎屈膝跪坐，左腿在上，右腿在下，上下重叠，脚背向后贴地。后背挺直，双肩放松。

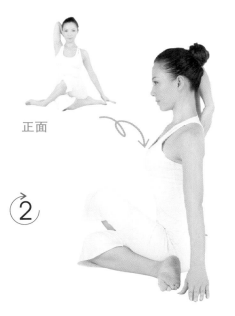

正面

②

◎吸气时将右手向上高举，弯曲手肘，手可以摸到后背。

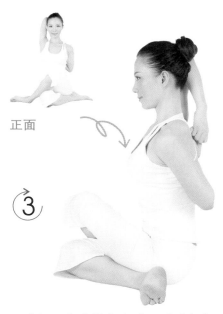

正面

③

◎呼气，左手握住右手，两手相扣，吸气时后背挺直向上，保持呼吸。

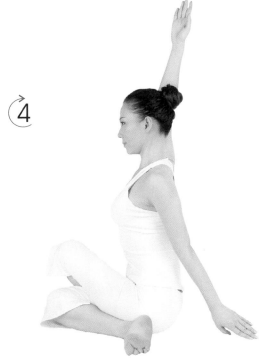

④

◎吸气，双手两侧打开，分别向上下伸展。

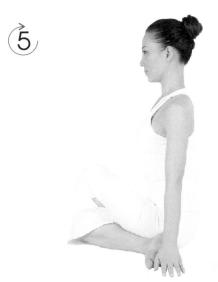

⑤

◎呼气，双臂由两侧落下，调整放松。

金字塔

将血液送往头部，促进
脸部血液循环，淡化脸
部色斑。

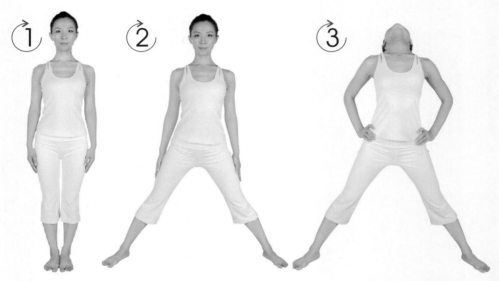

① ◎山式站立。

② ◎将双脚向两侧迈出一大步，
两脚分开2~3个肩宽。

③ ◎双手叉腰，吸气时抬头向
上看，尽量打开肩部和胸
部，双腿依然保持收紧。

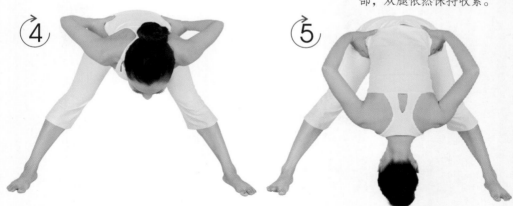

④ ◎呼气，身体向前屈髋，背部向前延伸。

⑤ ◎再一次吐气时，尽量将后背充分地向
下伸展，保持骨盆不动，两腿收紧，脚
尖向前。颈椎放松，头顶朝下，肩膀尽
量上提，保持3~5个呼吸。

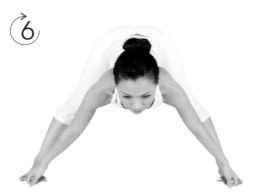

◎将双手松开抓住脚趾。吸气时抬头挺胸，尽可能延伸后背向下，并尽力向前靠，保持3~5个呼吸。

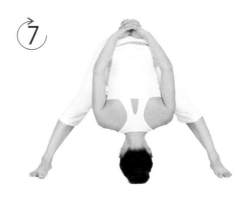

◎在此基础上，将双手向背后十指交叉握紧。

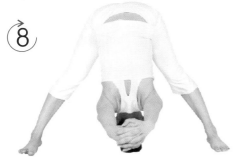

◎呼气时，上背用力，带动手部向后翻转，打开肩关节，尽可能让双手去触碰地板，保持3~5个呼吸。

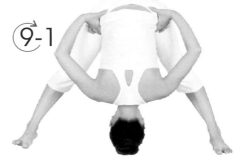

◎将双手收回至腰侧叉腰，吸气时延伸背部，呼气时将后背从下至上卷起来，缓慢抬起上半身。

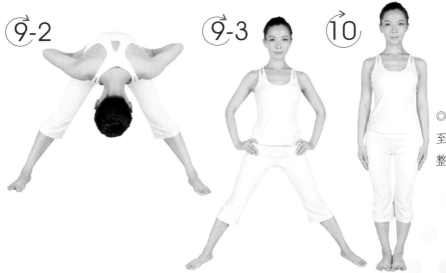

◎双脚收回至山式，调整呼吸。

半角式

前弯后仰的动作有利于按摩内脏器官，增强面部血液循环，从内到外改善身体机能，起到消除色斑的作用。

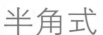
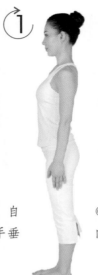

◎双脚并拢，自然站立，双手垂放身体两侧。

◎双手叉腰，右脚向前迈一大步。

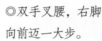
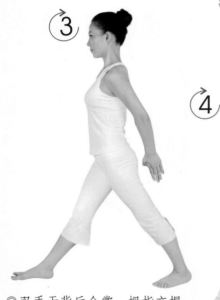

◎双手于背后合掌，拇指交握，其余手指伸直，指尖向下。

◎双手继续保持合掌姿势，屈肘向内、向上翻转，掌侧贴背，指尖向上。

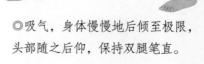

◎吸气，身体慢慢地后倾至极限，头部随之后仰，保持双腿笔直。

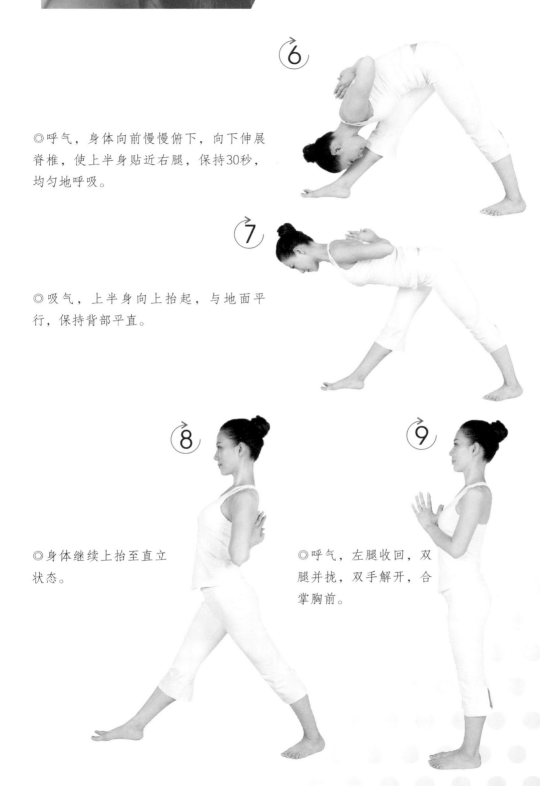

◎呼气，身体向前慢慢俯下，向下伸展脊椎，使上半身贴近右腿，保持30秒，均匀地呼吸。

◎吸气，上半身向上抬起，与地面平行，保持背部平直。

◎身体继续上抬至直立状态。

◎呼气，左腿收回，双腿并拢，双手解开，合掌胸前。

起跑后弯式

舒展全身，有利于体内毒素的排出，从而起到消除痘痘、淡化色斑的作用。

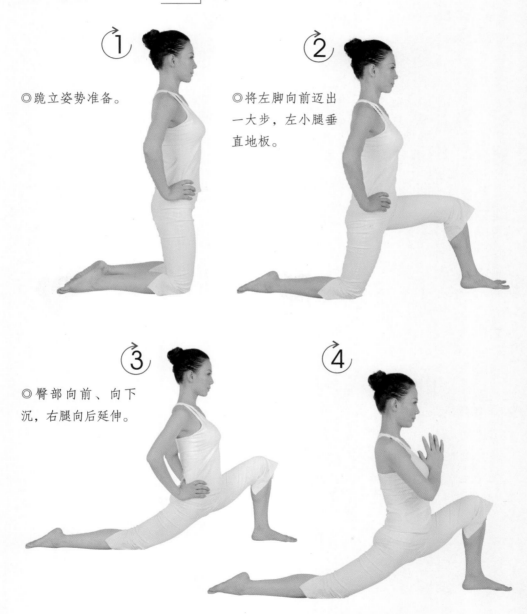

① ◎跪立姿势准备。

② ◎将左脚向前迈出一大步，左小腿垂直地板。

③ ◎臀部向前、向下沉，右腿向后延伸。

④ ◎双手合掌胸前，调整呼吸。

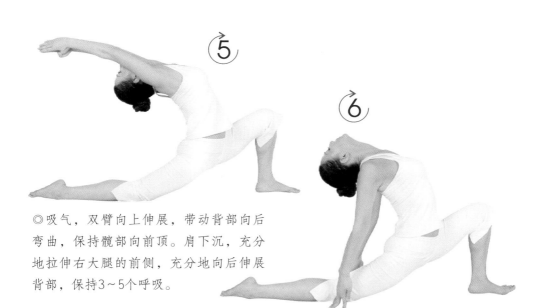

◎吸气，双臂向上伸展，带动背部向后弯曲，保持髋部向前顶。肩下沉，充分地拉伸右大腿的前侧，充分地向后伸展背部，保持3~5个呼吸。

◎呼气时将双臂由两侧打开，加大后弯的幅度，甚至手指可以撑住地板，同样保持3~5个呼吸。

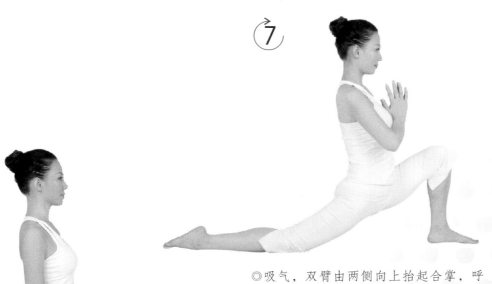

◎吸气，双臂由两侧向上抬起合掌，呼气时回到胸前合掌。

◎呼气，身体重心后移，双手放松，回到跪坐姿势，调整呼吸。

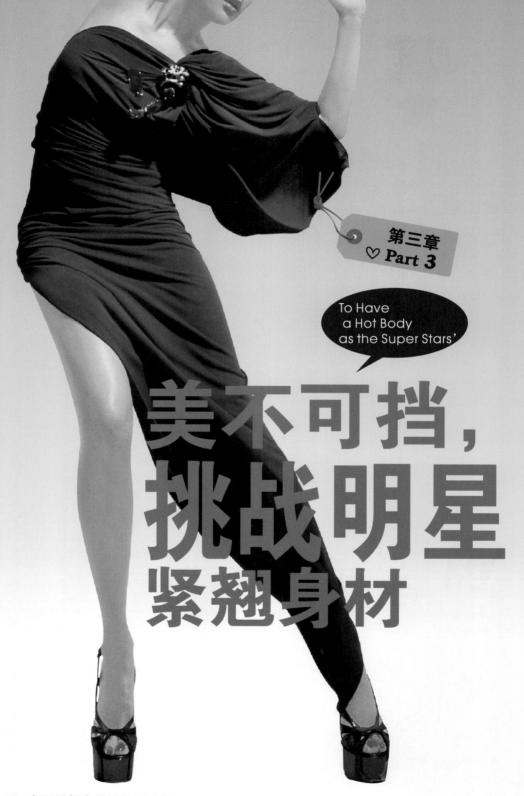

第三章
♡ Part 3

To Have
a Hot Body
as the Super Stars'

美不可挡，
挑战明星
紧翘身材

完美身材各部位说明

◎ **手臂**

圆润、柔滑、光洁、雪白、紧致、纤细但不失健美，没有多余的赘肉。上臂呈圆柱形，上下均匀一致。上臂前内侧皮肤细白，后外侧紧实，富有光泽和弹性。

◎ **胸部**

丰满、匀称、柔韧、有弹性，位置比较高耸，外观形态挺拔。未婚少女以圆锥形胸部为美，已婚妇女以半球形胸部为美。

◎ **臀部**

挺翘、圆润、结实是美臀的三大条件，加上弹性的触感与柔嫩的肤质，是结合了视觉与触感的美臀。此外，臀部大小与腰围粗细比例要恰当。

◎ **腿部**

女性的腿应该白皙丰满、细腻而富有弹性，小腿肚浑圆适度，脚跟结实，踝部细而圆。大腿长度一般应为身长的1/4。

◎ **背部**

漂亮的背部应该皮肤光滑细腻，宽窄适中，与臀部比例适当，骨肉丰满，腰部有起伏，弯曲明显，脊柱沟比较明显，肩胛骨不太突出。

◎ **腰部**

腰部的形态美主要体现在两侧曲线的圆润，以及上起胸部下接臀部曲线的柔和变化上。女性的腰部比例恰当、粗细适中、圆润、柔韧灵活，能体现一种活泼的青春之美。

◎ **腹部**

腹部与胸部一样是女人神秘的魅力地带，漂亮的小腹应该平坦、光滑、紧致、有弹性。

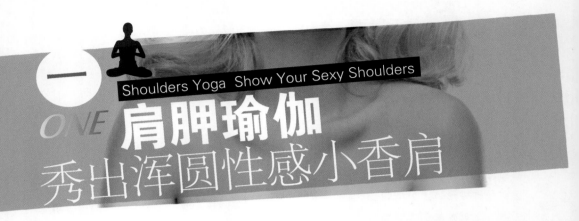

肩胛瑜伽
秀出浑圆性感小香肩

明星们不管是走红毯，还是参加时尚派对，总少不了穿抹胸或者露肩礼服，所以，肩部是必须精心打造的身体部位。如何呈现出最完美的肩，女星们可是费尽了心思。一起来看看拥有高雅美人肩的林志玲是怎么做的。

MEASURE 1 林志玲 女人的性感，
只因有个肩胛骨性感的背

林志玲曾经说过："一个女人所以性感，是因为她有一个肩胛骨性感的完美背部，不要只看前面，也不要只看下面。"

很多晚礼服都是大幅度裸背的，驾驭这些礼服对于林志玲来说一点都不困难。在各种公开场合，她总是秀香肩、露玉背，尽显娇艳柔媚。最让人印象深刻的是林志玲的招牌抚锁骨动作，这个不经意的细节，将她显山露水的肩胛骨和锁骨、性感的香肩、光泽诱人的肌肤与其柔美的气质融为一体，"杀人"于无形。

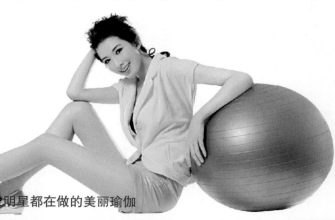

林志玲也是为数不多的、不用摄影师修片的女艺人。曾经和她合作过的造型师说："女明星都非常重视背部的保养，重视背部曲线的雕塑。我觉得林志玲的背部曲线最好，当她身穿裸背礼服时，肩胛骨、锁骨都显出来了，身材非常非常的性感。"

　　是什么让林志玲拥有如此迷人香肩和姣好身材的呢？林志玲接受杂志采访时向我们展示了台湾第一名模不为人知的运动狂一面。除了美貌、优雅、知性、睿智以及难以复制的"娃娃音"，大家喜欢的"志玲姐姐"原来还是一名运动高手，她擅长瑜伽、羽毛球、游泳、溜冰。

　　林志玲曾经在电视上做过一期介绍高温瑜伽的节目。节目中她表示练习瑜伽除了对于她保持模特身材很有帮助，同时还可以舒缓忙碌的神经。"因为这项运动方便参与，在时间、场地有限的情况下也可以在房间里做瑜伽伸展动作来塑造身体线条，实现心灵放松与平静。瑜伽运动可以帮助爱美女性通过每天一点点的积累、锻炼，达到内外兼修、身心平衡，最终实现由内而外散发出的光芒。"她认为瑜伽运动具有双重的功能，不仅能够不断提升身体韧性和肢体活力、塑造身体的曲线，更可以舒缓内心情绪，调节内在气质。

　　每当一个人独处的时候，林志林喜欢开启音乐做一套瑜伽动作。她勉励女同胞们为美丽而健身，为健康而运动，从而发掘身体中潜藏的内在光芒！

和巩俐

一起升级身材曲线美

　　从《周渔的火车》里美丽善良的周渔，到《满城尽带黄金甲》中奢华高贵的王后，再到《迈阿密风云》里性感美艳的黑帮大姐，巩俐饰演的角色总是充满了挑战和突破。她以过人的演技征服了广大影迷，而那凹凸有致的身材和波涛"胸"涌的上围也被各大媒体和众多影迷津津乐道。

　　巩俐认为，美丽的身材源自光滑的肌肤和美丽的线条，而想要保持好看又有型的苗条身段不能用极端的方法，这样只会伤害身体，使肌肤缺乏营养。巩俐表示坚持瑜伽运动能够让身体健康又苗条，让身材凹凸有致。

　　要想胸部丰满又健康，精油按摩是打造完美胸部的制胜法宝。她说："每次当我沐浴结束，就会用精油来按摩胸部，而每过一段时间后，我就会发现胸部有了一些变化，变得很圆润、很挺拔。"

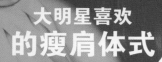

肩旋转

这是一个专门针对肩部
的体式，有助于减去肩
部脂肪，还能消除肩部
酸痛。

①

◎自然盘坐，小腿交叉，上半身挺直，双
手自然放于双腿膝盖，目视前方。

②

◎吸气，两臂向两侧平举，与地面平
行，手心翻转向上；呼气，弯曲手肘，
把手指搭在肩上。

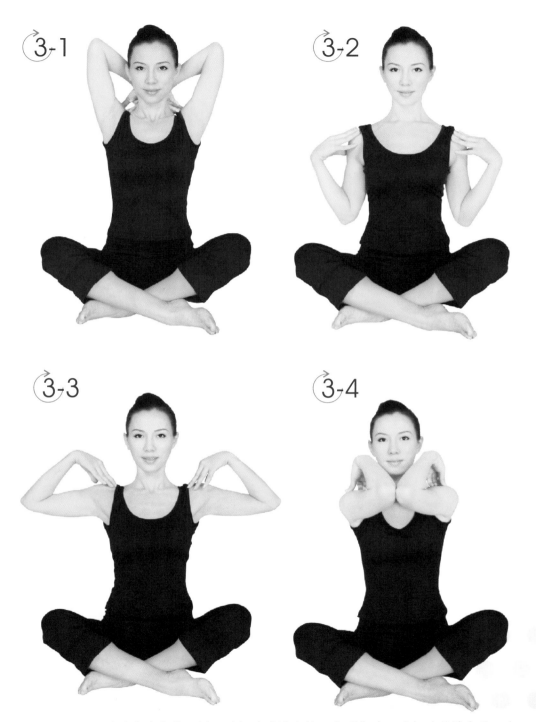

◎配合呼吸，手肘带动关节画圈。呼气时手肘向前、向下绕动；吸气时手肘向后、向上绕动，反复绕动10次。

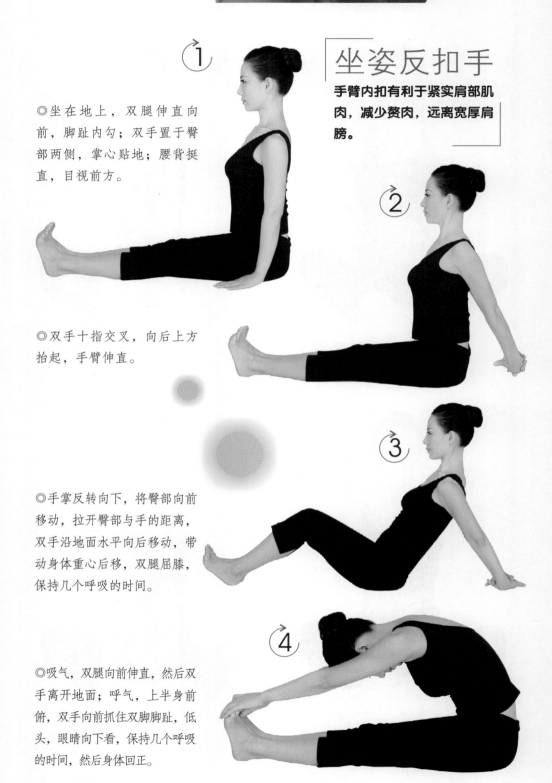

① ◎坐在地上，双腿伸直向前，脚趾内勾；双手置于臀部两侧，掌心贴地；腰背挺直，目视前方。

坐姿反扣手
手臂内扣有利于紧实肩部肌肉，减少赘肉，远离宽厚肩膀。

② ◎双手十指交叉，向后上方抬起，手臂伸直。

③ ◎手掌反转向下，将臀部向前移动，拉开臀部与手的距离，双手沿地面水平向后移动，带动身体重心后移，双腿屈膝，保持几个呼吸的时间。

④ ◎吸气，双腿向前伸直，然后双手离开地面；呼气，上半身前俯，双手向前抓住双脚脚趾，低头，眼睛向下看，保持几个呼吸的时间，然后身体回正。

控制莲花式

两侧肩膀平衡伸展，有利于消除肩部脂肪，防止高低肩以及肩部变形。

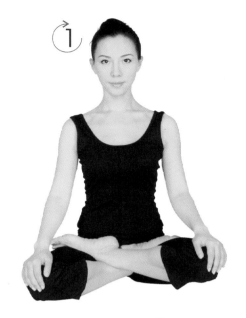

◎取全莲花坐姿，右小腿在下，左小腿在上，挺直腰背，双肩放松下沉，双手自然放在双膝上。

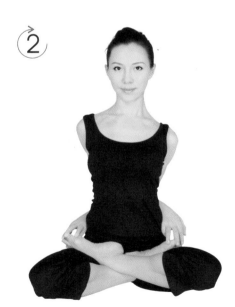

◎呼气，右手绕过背后抓住右脚脚趾，左手绕过背后抓住左脚脚趾，上背收紧，充分打开肩关节保持15秒。

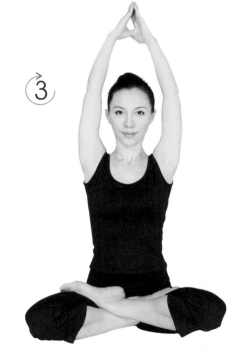

◎吸气，双手松开脚趾，向上伸直，于头顶上方合掌，感觉脊椎向上伸展，保持15秒，然后呼气，放下双手，恢复起始姿势。

怎样练习全莲花坐

全莲花坐是非常重要的瑜伽基础体位之一，它被所有的瑜伽练习者推荐为调息和冥想时的极佳体式，可以将练习者很快带入意境，激发内部潜能。最初开始学习全莲花坐时会感到不适，但慢慢适应之后，这应该是瑜伽中最放松的姿势之一。

全莲花坐可以使头、躯干自然地保持直线，并长时间保持身体的坐姿稳固。当腿部的血流减慢，血液大量供应到腹、胸所有脏器，腰椎和骶骨处的神经最先受益，从而使中枢神经被滋养，焕发整个神经系统的活力，使我们长久地坐着却保持着警醒。此外，它还可以缓解肌肉紧张、降低血压。

因为生理结构的原因，不是所有的人在最初练习阶段都可以盘全莲花坐，所以请不要勉强自己的身体，可以采用半莲花坐或者至善坐。

◎初学者可以按照下面的步骤完成全莲花坐姿：

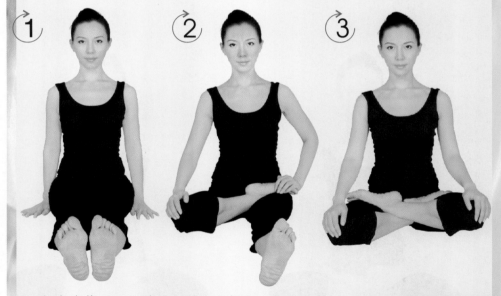

①◎长坐姿势，双腿并拢向前伸直，挺直腰背，目视前方。

②◎右腿弯曲，左手抓住右脚，将右脚放在左大腿根部。

③◎右腿弯曲，把左脚放在右大腿上，然后双手分别放在同侧膝盖上。脊背向上伸展。

坐蛙式

向上提拉肩膀，防止肩部下垂，并且能安定身心，使人精神祥和。

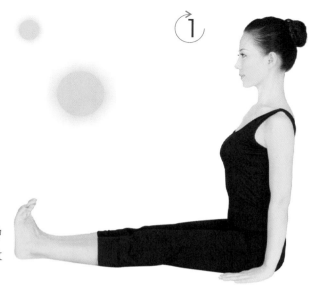

◎长坐姿势，双腿并拢向前伸直；手臂自然下垂，手掌向下放在地板上，指尖朝前。

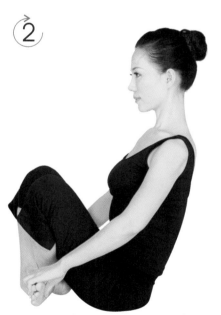

◎双腿屈膝，小腿交叉，双手分别抓住对侧脚掌，身体稍稍后仰。

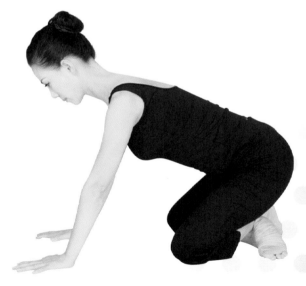

◎双手松开，抬高臀部，身体前倾，膝盖着地，双手放在膝盖前方的地面，以双膝和双手的力量支撑身体，手臂伸直，指尖朝前。

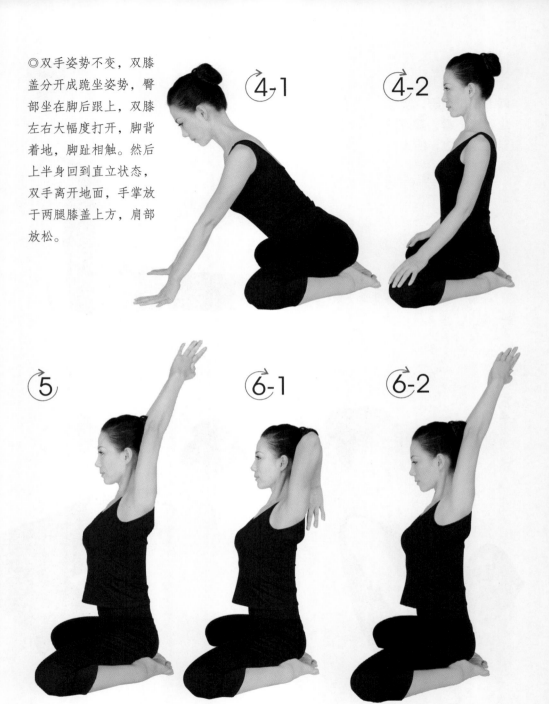

◎双手姿势不变，双膝盖分开成跪坐姿势，臀部坐在脚后跟上，双膝左右大幅度打开，脚背着地，脚趾相触。然后上半身回到直立状态，双手离开地面，手掌放于两腿膝盖上方，肩部放松。

◎吸气，双臂高举过头，手臂伸直，双手合掌，伸展肩胛，挺胸，扣尾骨，眼望前方。

◎呼气，双手合掌向后下屈肘，指尖朝下，然后上臂部向上伸直。呼气屈肘，手指向下，手肘向上往里收。吸气伸直，呼气屈肘，反复屈伸共做5组。

猫式扭转

消除"麒麟臂"、"拜拜肉",练就完美的手臂形状。

另一侧重复同样的练习

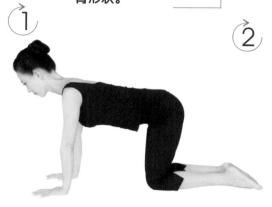

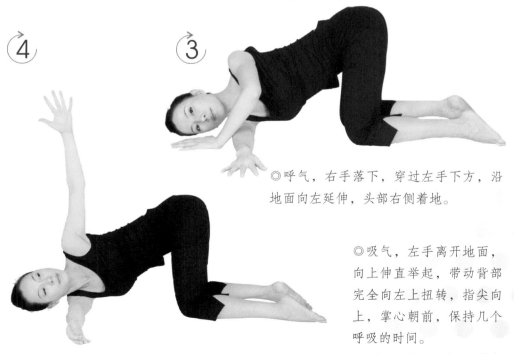

① ◎四肢着地,大腿与小腿垂直,上半身与地面平行,双手落于肩膀正下方,指尖朝前。收腹扣尾骨。

② ◎上半身偏向上转,吸气,右手向上伸直举起,指尖向上,使左右手在一条直线上,视线集中在右手指尖,保持几个呼吸的时间。

③ ◎呼气,右手落下,穿过左手下方,沿地面向左延伸,头部右侧着地。

④ ◎吸气,左手离开地面,向上伸直举起,带动背部完全向左上扭转,指尖向上,掌心朝前,保持几个呼吸的时间。

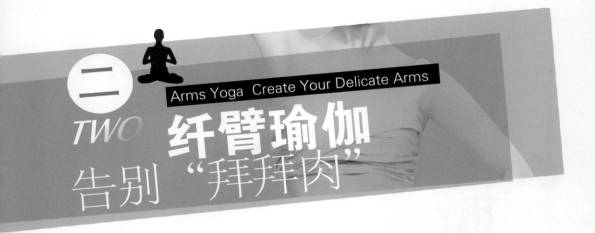

二 TWO

Arms Yoga Create Your Delicate Arms

纤臂瑜伽

告别 "拜拜肉"

对于经常出现在聚光灯下面的女星来说，要经得起观众眼光的严格考验，光有好脸蛋，没有好身材是万万不可的。而手臂作为曝光率最高的身体部位之一，怎样才能保持纤细又修长？

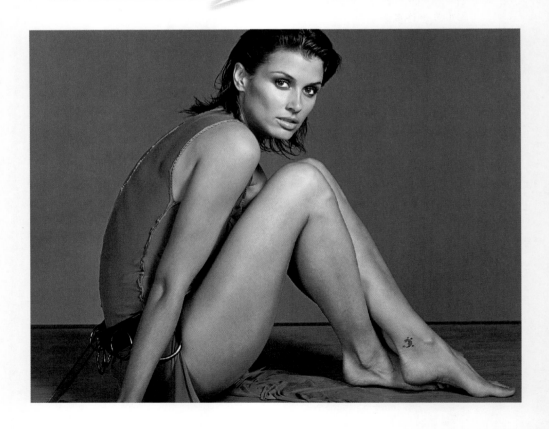

麦当娜
力量型瑜伽塑手臂

　　众所周知，麦当娜是瑜伽的狂爱者。曾任麦当娜瑜伽教练的美国瑜伽界灵魂人物Duncan Wong说："刚开始接触瑜伽时，麦当娜仅仅视它为一种普通的运动，如今，她不止一次地强调自己爱瑜伽，她从中获得了满足感、平衡感。"

　　令麦当娜感到特别自豪的是一双肌肉发达的胳膊，美国女性健美杂志曾将之推选为全美女性中最富有绷紧力的手臂。这与她所钟爱的阿斯汤加瑜伽是分不开的。阿斯汤加瑜伽是力量型瑜伽，特点是强力连续的体位法操练，强调动作与呼吸的配合，每套动作完全练完要1~2小时，甚至更久，其中包含许多高难度的动作，对胳膊、腿部以及腹部的力量要求非常高。

　　Duncan Wong说："从刚开始学瑜伽，麦当娜就对自己要求非常严格，而且她有舞蹈基础，因此对于一些动作她比别人掌握得快。当我和她在一起的时候，她总会在练瑜伽前做半小时到1小时的热身，她会把一套阿斯汤加动作坚持做满90分钟，然后再把动作难度提高。因为她清楚练瑜伽不能只靠老师，更多的是要靠自己心领神会。"而瑜伽回馈给麦当娜的则是火辣的身材和充沛的体力。正如她所说："瑜伽不单让我的身心变得健康，同时也保持了我的身材。"

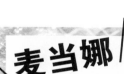

的瑜伽心得

- 瑜伽练习最好每周坚持3次，练习时间建议选择在早晨。
- 不要在饭后两小时内匆匆进入练习状态，练习前做10~15分钟热身。
- 练习时用鼻子呼吸，不要用嘴呼吸。
- 练习时不要过度伸展自己的肢体，尽力而为即可。伸展时保持深呼吸。
- 根据自己的身体条件做瑜伽，你要明白，并非每个动作你都必须做到。

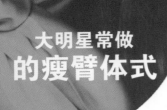

手臂摆动

大幅度地运动手臂，有
助于消除手臂赘肉，让
手臂纤长而灵活。

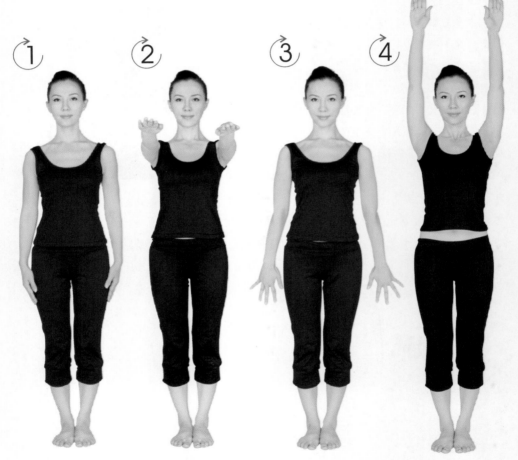

◎山式站立，双脚并
拢，双手自然放于身
体两侧。

◎吸气，双手手臂向
前伸直举起，与肩同
高，手指并拢，掌心
向下。

◎呼气时，手臂快速
落下至身体两侧，五
指张开，掌心向后。
动作2、3反复10组。

◎吸气，双手手臂向
上举过头顶，手臂伸
直，掌心向前。

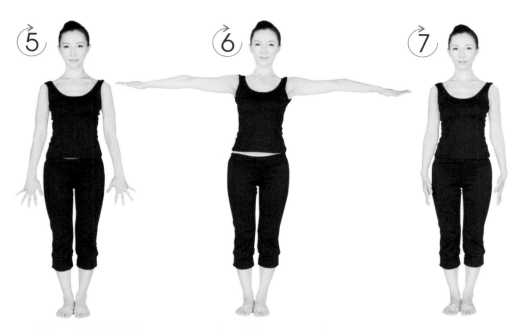

◎呼气，手臂快速落下至
身体两侧，五指张开，掌
心向后。

◎吸气，手臂向两侧平举，
与肩同高，手指并拢，掌心
向下。

◎呼气，手臂落下至身体
两侧，五指并拢，掌心向
内。

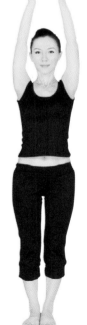

◎吸气，手臂由身体两
侧向上伸直举起，掌心
向外。

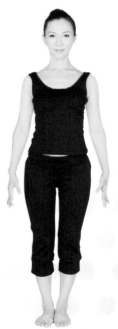

◎呼气，手臂快速落
下至身体两侧，收紧
腹部，掌心向内。

手肘支架顶峰式

充分锻炼手臂的各个部分，减少大小臂的赘肉，拥有纤细结实的手臂。

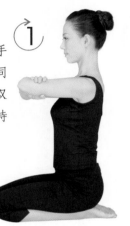

◎取金刚坐姿，手臂向上抬起与肩同高，手肘弯曲，双手互抱手肘。保持手肘的宽度。

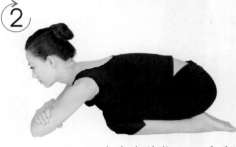

◎上半身前俯，双手手肘落在身体前方的地面上，定好手肘的位置不动。

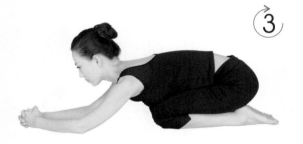

◎双手解开，十指交握，小臂贴于地面，不要移动手肘。

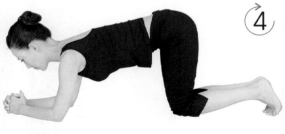

◎臀部抬离脚跟，大小腿垂直，双脚立起，脚尖踩地；上半身前倾，大小臂垂直。

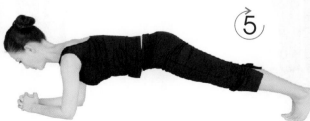

◎吸气，先将左腿向后伸直，然后呼气，将右腿向后伸直，双脚并拢。保持腹部和腿的收紧度，调整呼吸。

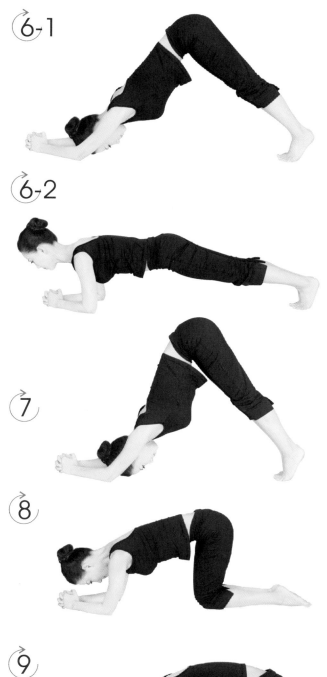

6-1

6-2

◎ 呼气时腹部用力，抬高臀部，背部向上伸展，骨盆推到最高处，伸展双腿后侧，拉开肩胸，脖子放松；吸气，原地不动，肩背向前移动，回到动作5，调整呼吸。

7

◎ 呼气，再一次将臀部抬高，肩、背向腿部方向移动，臀部努力向上，低头，额头触地，保持5~10秒。

8

◎ 呼气，屈膝慢慢落下着地，小腿及脚背贴地，上半身向前延展，恢复动作3的姿势。

9

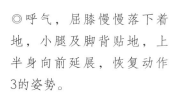

◎ 身体重心向后，臀部坐向脚跟，上半身贴着大腿，额头贴着地面，手臂伸直向前延伸，放松，调整呼吸。

站姿鹫式

伸展手臂肌肉和韧带，紧实手臂，塑造优美的手臂线条。

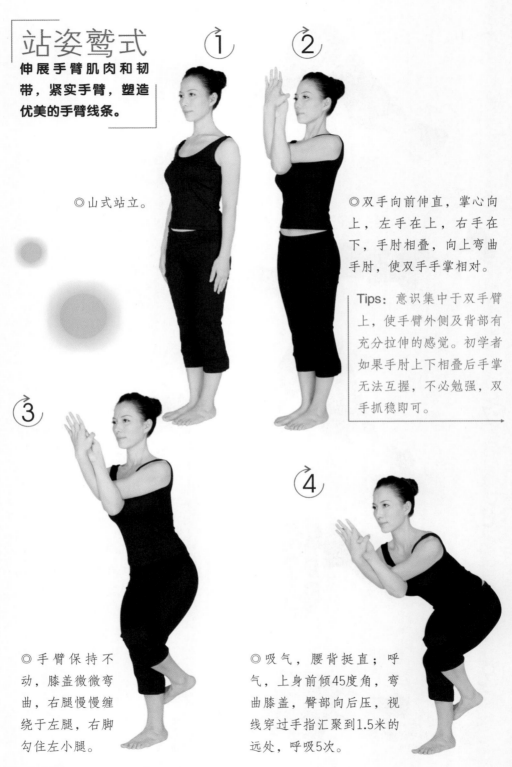

①

◎山式站立。

②

◎双手向前伸直，掌心向上，左手在上，右手在下，手肘相叠，向上弯曲手肘，使双手手掌相对。

Tips： 意识集中于双手臂上，使手臂外侧及背部有充分拉伸的感觉。初学者如果手肘上下相叠后手掌无法互握，不必勉强，双手抓稳即可。

③

◎手臂保持不动，膝盖微微弯曲，右腿慢慢缠绕于左腿，右脚勾住左小腿。

④

◎吸气，腰背挺直；呼气，上身前倾45度角，弯曲膝盖，臀部向后压，视线穿过手指汇聚到1.5米的远处，呼吸5次。

瑜伽动作姿势的名字大多由动作模拟的事物来命名,这套动作也是一样,取自捕食猎物的鹫。所以这套动作的关键就是要像强悍的鹫一样,努力使双手、双脚交缠,也要像猎鹫一样集中精力,目光汇聚在一点上。

西耶娜·米勒

时尚风向标,圆润玉臂最惹眼

西耶娜·米勒以她自然纯朴的表演一跃成为时尚达人,这与她富有魅力和扬长避短的装扮有关。米勒喜欢穿无袖衣裙,露出毫无赘肉的圆润玉臂,把整个人衬托得更加惹眼。手臂是容易堆积脂肪又很难塑造线条感的部位,如果没有进行运动,或只是盲目地减肥,胳膊内侧的肉便会松弛下垂,没有弹性,失去美感。但米勒的玉臂显然是适量运动的结果,让她看起来更有活力、更加健康。

穿无袖衫时,圆润的玉臂最好要有适量的肌肉和光滑的曲线。因此,在进行运动时,尤其不能单单只做手臂运动,而应结合胸部运动、背部运动一起进行,以塑造出优美的、完美无瑕的上身曲线。

珍妮弗·安妮斯顿

习惯每天瑜伽相伴

练习瑜伽,不仅可以有效减肥,还可以调整身心,修复情伤。珍妮弗·安妮斯顿坦言,在与布拉德·皮特离婚之后,是瑜伽让自己走出了情伤,获得平静。

瑜伽有许多流派,比如哈达瑜伽、王瑜伽、语音冥想瑜伽,这些都是比较常见的类型,身为瑜伽达人的珍妮弗全都一一尝试过。在接受瑜伽杂志专访时,她开心地承认道:"我从瑜伽中得到太多了。我的腿变细了,胳膊更加结实,小腹变平了,通过脊椎矫正甚至还长高了1厘米。我非常喜欢瑜伽,它不怎么费力气,还可以帮你调整呼吸,增加身体的弹性。"

细臂式

充分伸展手臂，紧实上臂肌肉，让手臂线条匀称。

另一侧做同样的练习

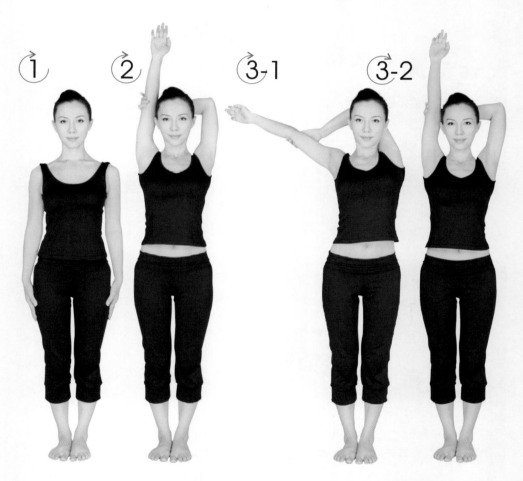

◎山式站立。

◎吸气，右手向上伸直举起，掌心向前；左手屈肘，绕过脑后抓住右手手肘。

◎呼气，右手手臂向体侧下压，保持胸腔摆正。保持几秒后还原。

莲花身印式

手臂互相缠绕有助于消除手臂赘肉，紧实和美化手臂线条，让手臂更加纤长灵活。

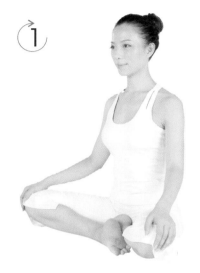

① ◎取平常坐姿，双手放在双腿膝盖上方。

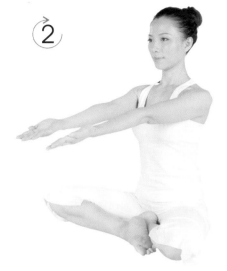

② ◎手臂向前平举，掌心向上。

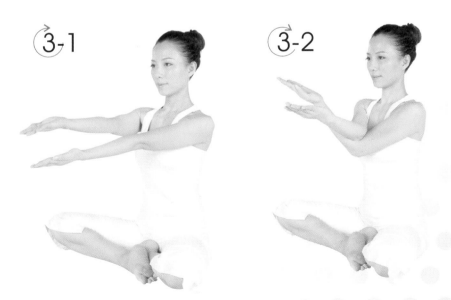

3-1

3-2

◎右手在上，左手在下，手肘上下重叠。

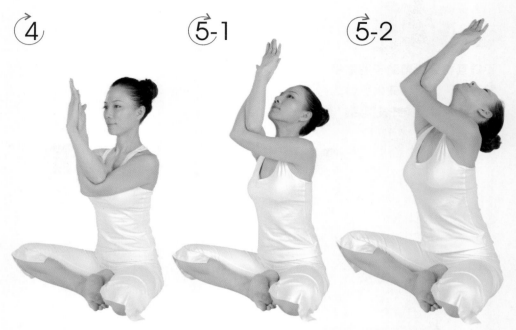

◎屈肘将前臂缠绕，再将手
掌缠绕合掌。

◎吸气时，将重叠缠绕的手肘尽量向上抬起，向后拉
伸，配合向后仰头，手掌尽量不要压在脸上，最大限
度地向身后拉开，拉开的时候，肘关节不要分开，保
持几个呼吸。

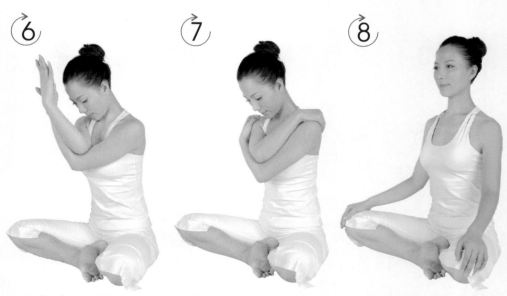

◎吸气时，双肘放于胸
前，低头，放松呼吸。

◎解开双手放于肩膀，拉
伸背部，放松肩膀。

◎分开双臂，放于膝盖，
调整呼吸。

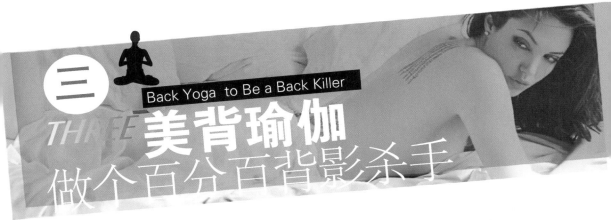

三

美背瑜伽
做个百分百背影杀手

女星们总爱穿露背装来展现她们迷人的身材曲线，背部俨然成为女星的第二张脸。现在就来搜罗美背女神的绝招吧，你也可以像她们一样，施展"转身诱惑"。

MEASURE 1

安吉丽娜·朱莉
无敌的背部诱惑

说起安吉丽娜·朱莉的性感，大家马上会想到性感的嘴唇、高挑的身材、丰胸长腿，而且全身肌肉紧致。喜欢穿露背装的她，美背也是无敌诱惑的。在电影《通缉令》中，朱莉化身女杀手，耍酷、耍狠，也耍性感。当她背部全裸出浴时，窈窕的裸背线条、神秘的背部刺青，令男主角詹姆斯目瞪口呆，完全忘记了自己要做什么。

而在《古墓丽影》中，朱莉坚持不使用替身，全部亲自出演。为了更接近游戏中劳拉的形象，朱莉不仅要有纤细的身材，在追求瘦的同时，还要保证身体有肌肉线条，展现充满活力的健康丰满的女主角形象。为了获得完美身材，摆脱脂肪的同时拥有完美的肌肉线条，让身体处于和游戏中劳拉一样的理想状态，朱莉选择练习瑜伽与泰拳。为了达到更好的减肥效果，朱莉还彻底戒掉了香烟、咖啡、酒精。朱莉的减肥理念就是以蛋白质及蔬菜为中心，拒绝糖分及低劣的维生素的摄入。

对于瑜伽，朱莉认为它可以放松心灵、减少脂肪、塑造线条、减轻焦躁感及心理压力。朱莉在怀孕时也坚持瑜伽运动，让身体处于健康状态，这对生产有很好的帮助作用。塑造全身线条的同时锻炼胸部肌肉，能起到丰胸的作用。

朱莉还通过瑜伽保持和布拉德·皮特的精神交流。皮特和朱莉相恋同居后，虽然共同抚养了六个孩子，但是两人时常会吵吵闹闹。不过，双方在学习瑜伽后，通过夫妻瑜伽的精神交流，逐步改善了关系，力保爱情的稳固。

交叉飞翔式

全方位锻炼背部肌肉，减少赘肉，塑造完美的背部线条。

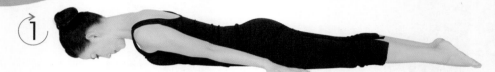

① ◎俯卧在地上，身体成直线，额头贴地，双脚并拢，脚背贴地，双手放于身体两侧，手臂向下伸直，手掌撑地。

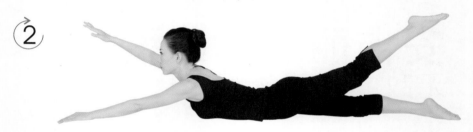

② ◎双手手臂沿地面向头部前方伸展，手掌贴着地面。吸气，将左腿和右手同时向上伸展，后背全部收紧。

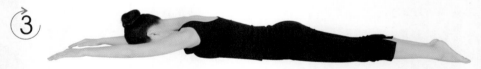

③ ◎呼气，上半身落下着地，额头贴地，左腿落下还原，双手放松往前延伸，保持5~10次的呼吸。

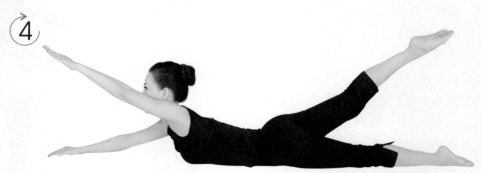

④ ◎吸气，换左手、右脚做同样的练习。吸气时上，呼气时下，共做10组。

交叉拉弓式

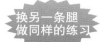

强化腰背部肌肉，矫正脊椎异常，防止驼背。

换另一条腿做同样的练习

①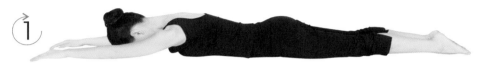

◎俯卧在地上，身体成直线，额头贴地，双脚并拢，脚背贴地，双手放于身体两侧，手臂向上伸直，手掌撑地。

②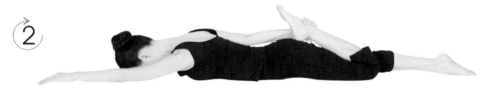

◎左腿向上屈膝，脚跟向臀部靠拢，右手拉住左脚脚背。

③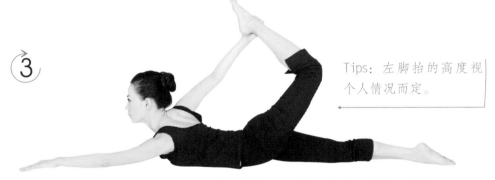

Tips：左脚抬的高度视个人情况而定。

◎吸气，左腿用力向上蹬，将右肩向上打开；右腿伸直，脚背压住地面，抬头挺胸，左手、右腿用力推地面，保持呼吸。

④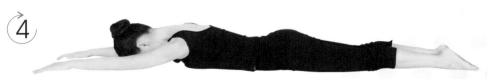

◎呼气，右手放开左脚，左腿慢慢落下贴地，右手伸直向前。额头贴地，还原俯卧姿势。

猫式伸展

消除背部的僵硬和紧张，使背部柔美挺拔。

◎跪爬行姿势，手指撑开，拇指相对，手臂伸直，手的距离与肩同宽，大腿垂直地面，膝盖与骨盆同宽。

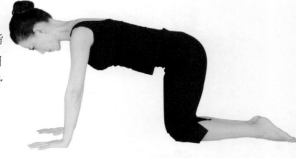

◎吸气，翘臀沉腰，挺胸向上，抬头向上看，用手肘推地的力量来延伸背部，不要耸肩。

◎吸气，收腹、扣尾骨、卷背，将背向上拱起，低头收下巴，看肚脐。手掌继续推地，将背部充分向上拱起，像一座拱桥。配合呼吸，吸气、翘臀、沉腰、挺胸、呼气、收臀、卷背、低头收下巴，重复5~8组。

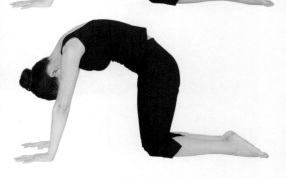

◎吸气，臀部向后，背部放松。呼气，儿童式放松，调整呼吸。

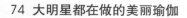

巴拉瓦加式

强化腰背部肌肉，保持脊椎正常弯曲度，让背部健康又性感。

①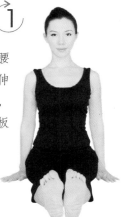

◎坐在地上，挺直腰背，双腿并拢向前伸直，手臂自然下垂，手掌向下放在地板上，指尖朝前。

②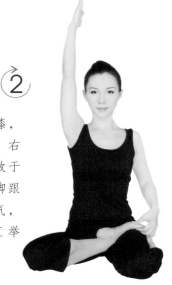

◎左腿向后屈膝，脚跟贴近臀部，右腿向内屈膝，放于左大腿根部，脚跟贴着会阴。吸气，右手向上伸直举起，掌心向内。

③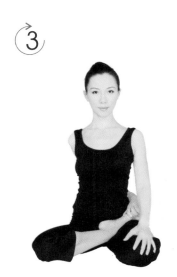

◎呼气，右手慢慢绕过背后抓住右脚，保持后背向上伸展，体会背部肌肉的拉伸。

④-1 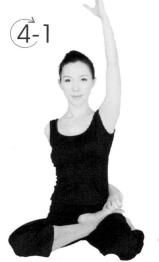 ④-2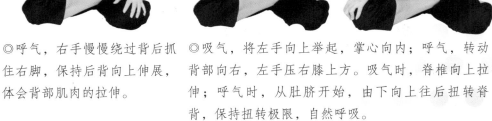

◎吸气，将左手向上举起，掌心向内；呼气，转动背部向右，左手压右膝上方。吸气时，脊椎向上拉伸；呼气时，从肚脐开始，由下向上往后扭转脊背，保持扭转极限，自然呼吸。

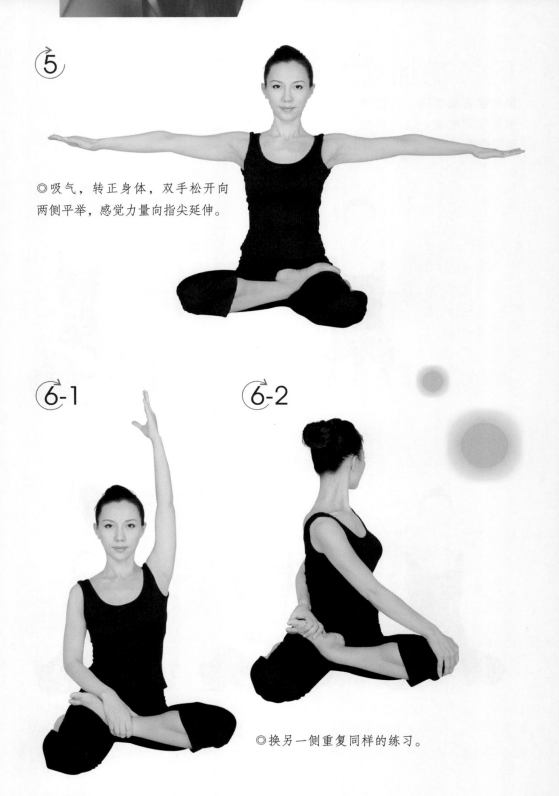

5

◎吸气，转正身体，双手松开向两侧平举，感觉力量向指尖延伸。

6-1

6-2

◎换另一侧重复同样的练习。

半英雄体前屈

最大限度地伸展背部肌肉，改善"虎背"和"驼背"现象，塑造背部骨感美。

换另一侧做同样的练习

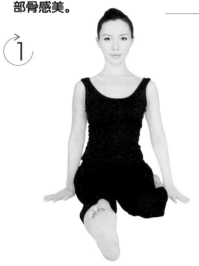

◎坐在地上，右腿向前伸直，左腿向后屈膝，脚跟贴近臀部；手臂自然下垂，手掌向下放在地板上，指尖朝前。

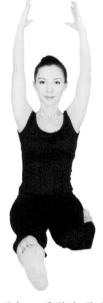

◎吸气，手臂高举向上，提起背和胸腔。

◎呼气带动后背，顺着右腿向前延伸，尽量保持背部先伸展，然后是胸背，双肩始终远离耳朵。

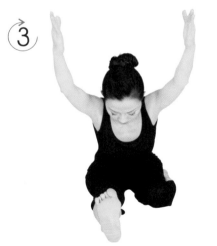

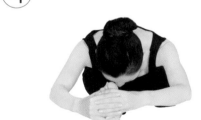

◎身体慢慢前倾，重心前移，双手抓住右脚掌，让上半身尽可能地贴靠在腿上，保持这个动作20～30秒的时间。双手松开。吸气，手臂带动身体向上，恢复直立状态；呼气，放下双手，恢复动作1，放松。

半英雄鸳鸯式

矫正脊椎异常，防止驼背，让背部挺拔优美、有线条感。

换另一侧做同样的练习

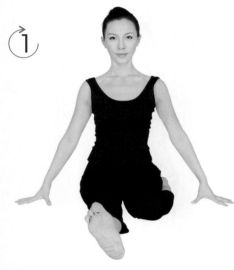

①坐在地上，右腿向前伸直，左腿向后屈膝，脚跟贴近臀部；双手向两侧打开一定距离，五指压地。

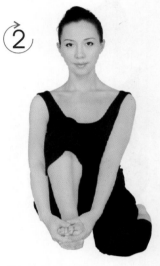

②屈右膝，双手十指交叉，握着右脚掌。

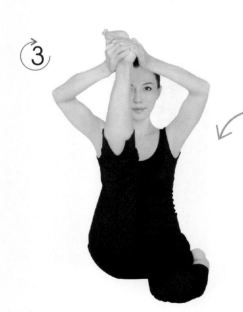

Tips: 右膝需伸直，脚尖绷紧，腰背挺直。

③吸气，双手将右脚慢慢向上提起，伸直右膝；呼气，弯曲手肘，双手用力将右腿拉向身体，腹、胸、额头贴右腿，保持背部直立，肩下沉，保持10～15秒，自然地呼吸。

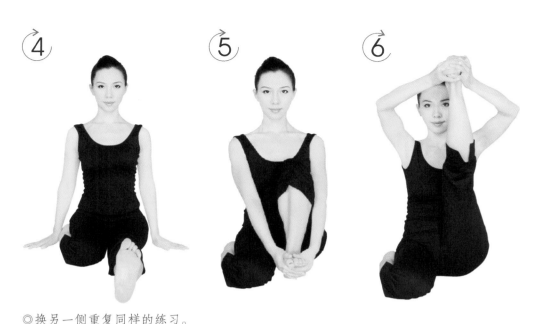

◎换另一侧重复同样的练习。

吉赛尔·邦辰

演绎女神般优雅的肩部

世界顶级模特吉赛尔·邦辰拥有极高的身价，她全身洋溢的均衡美令人艳羡不已。吉赛尔·邦辰犹如女神般的风采与她修长的身材和玉腿不无关系，但她优雅端庄的仪态更取决于她那完美的肩部曲线。她的肩膀宽窄适当，不高耸也不下垂，任何设计师的衣服穿在她身上都能散发出无与伦比的神采。即便只穿一件简单的连衣裙，她也同样能散发出迷人的光彩。

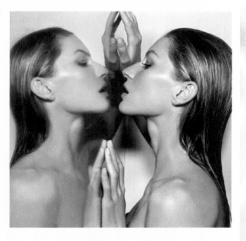

美丽的女性从颈部到肩部都应体现出端庄、健康的体态，因此运动肩胛时不妨同时做颈部及手臂的瑜伽体式，这样就可以塑造出您所期望的、像吉赛尔·邦辰那样迷人的肩部曲线了。

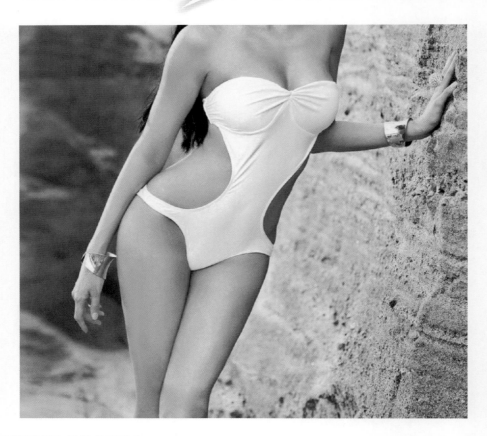

四 FOUR

Breasts Yoga The Dreaming Cup for Your Breasts

塑胸瑜伽
美胸女神万人迷

胸部一直被认为是女人的事业线，是女人骄傲的资本。对女星们来说更是如此。女星身材够不够辣，并不取决于她的身高，最重要是看她身材是否凹凸有致。而其中的关键点就是美胸了。所以女星们都很在意自己的胸部，千方百计塑造诱人的胸部。想知道她们是如何保养胸部的吗？

MEASURE 1

"绯闻少女" 丰胸法
瑜伽、有氧运动和莓果

在美国某男性网站上评选出"世界最美的99个美女"中，热播美剧《绯闻女孩》女主角布莱克·莱弗利高居前位。在剧中扮演富家女Serena的布莱克·莱弗利以超火辣的性感身材备受关注，特别是她的美胸，在剧中尤为抢镜。媒体人称她有"珍妮弗·安妮斯顿的率直眼神、卡梅隆·迪亚兹的爽朗微笑、杰西卡·辛普森的大波浪长发和20岁的无敌青春"。

布莱克·莱弗利性感的身材和紧致、细嫩的皮肤是无数女孩的追求目标，她也经常以自己丰满的上围和纤细的腰肢引以为傲。可她的私人教练Bobby Strom却透露，布莱克比任何人都能吃，还特别喜欢奶油乳酪薄饼这种高热量的食物。吃了那么多，都消耗到哪里去了？

布莱克的完美体形来自严格而持久的健身计划。胸部大并不是衡量胸部魅力的标准，相反，胸部太大反而会成为负担，所以要适当地进行胸部运动，塑造有弹力的肌肉，才能阻止乳房下垂。即使乳房小，也可以通过锻炼使乳房更凸出一些。布莱克一直坚持每周4~5次持续1小时的有氧运动、1小时的瑜伽以及30分钟的重量训练。这些运动不仅可以使胸部匀称挺拔，还能修饰腹肌和腰部曲线。

除了增强运动，布莱克还注意饮食，不管多忙，都会坚持吃早餐，每天都要吃水果，午餐和晚餐按照比例进食……为了拍照和上镜，她还时常用莓果代替正餐。这种来自南美，被称为"Super Berry"的莓果，据说可以将身体变成脂肪燃烧机，让身体更有曲线美。

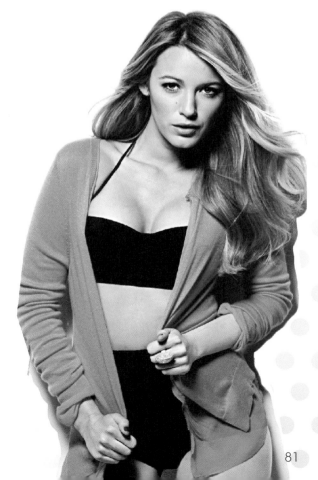

坐山式

提升胸部，防止下垂，美化胸部曲线。

重复
做5次

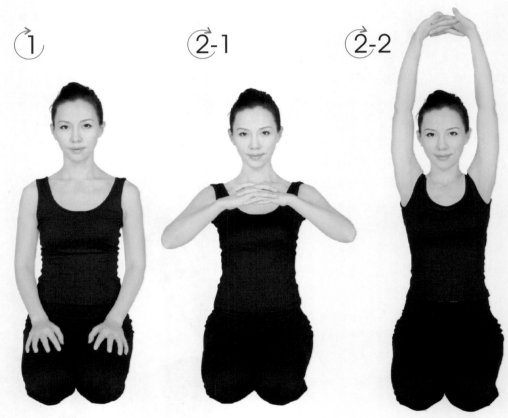

◎取金刚坐姿，臀部坐于脚跟，双手自然放于大腿上。

◎保持脊柱挺直，双手自体前十指交叉。吸气，手臂上举，使两上臂尽量贴近耳后，双手臂引领胸腔向上伸展，翻转掌心向上，保持几个呼吸的时间；呼气，落下还原。

① 取金刚坐姿，臀部坐于脚跟，上半身挺直，双手自然放于大腿上。

单手骆驼式

紧实胸部肌肉，让胸部更结实丰满，塑造浑圆、挺拔的胸形。

② 臀部抬起，大腿与小腿垂直，双膝分开与肩同宽，双脚脚背贴地，上身保持放松；收紧臀肌，双手放在两侧骨盆上，拇指在后、四指在前托住腰部。

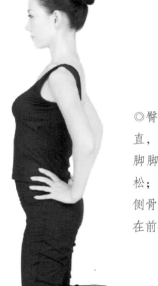

③ 颈部保持挺直，右手推髋部向前伸展，背部向后仰，左手扶住左脚跟作支点，保持3~5个呼吸。

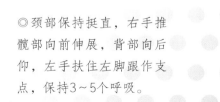

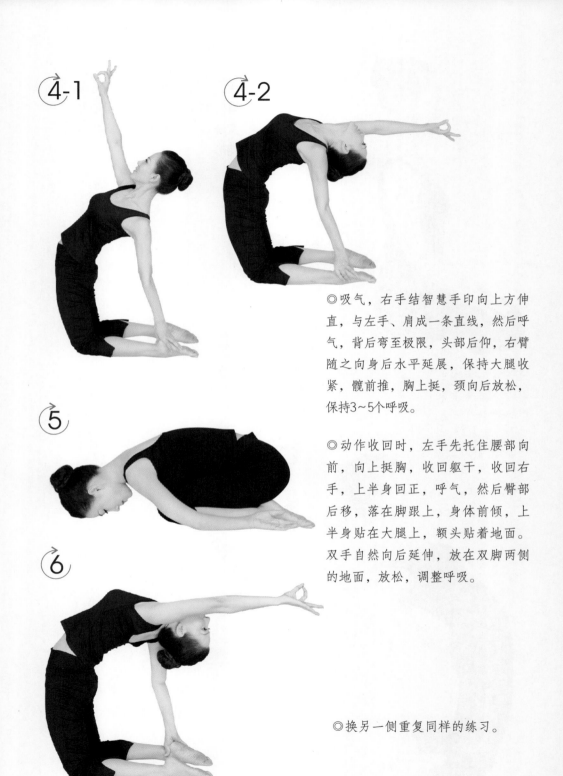

◎吸气，右手结智慧手印向上方伸直，与左手、肩成一条直线，然后呼气，背后弯至极限，头部后仰，右臂随之向身后水平延展，保持大腿收紧，髋前推，胸上挺，颈向后放松，保持3~5个呼吸。

◎动作收回时，左手先托住腰部向前，向上挺胸，收回躯干，收回右手，上半身回正，呼气，然后臀部后移，落在脚跟上，身体前倾，上半身贴在大腿上，额头贴着地面。双手自然向后延伸，放在双脚两侧的地面，放松，调整呼吸。

◎换另一侧重复同样的练习。

简易支架式

有效地扩展胸部，令胸部结实挺拔，上围迅速暴涨。

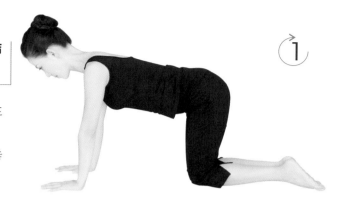

◎四肢触地，双手伸直，撑在肩膀下方的地面，指尖朝前；上半身与地面平行，大腿垂直，小腿与脚背贴地。

◎保持脊柱挺直，双手指尖相对。呼气，然后弯曲手肘，压低胸腔，利用手指尖对压的力量激活启动胸腔肌肉力量。

◎吸气，伸直手臂，身体回到与地面平行的位置。重复动作15次。

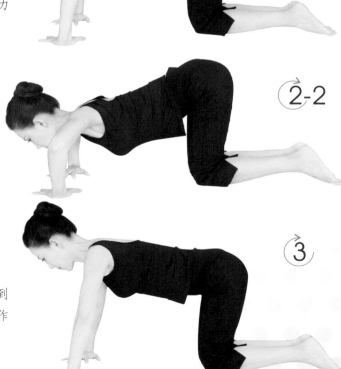

跪姿扩胸组合

让胸部得到完全的扩展，刺激血液循环和腺体分泌，有效地促进大胸肌，让胸部更坚挺、更富有弹性。

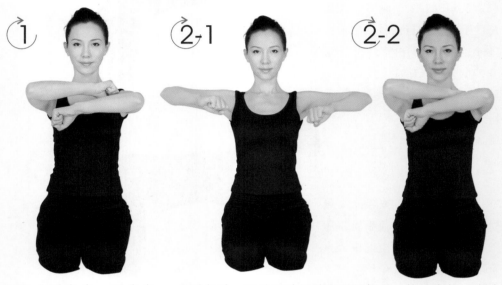

◎ 取金刚坐姿，腰背直立，手臂向内屈肘，与肩同高，右手在上，左手在下，双手握拳。

◎ 呼气时，两手同时屈肘向两侧打开，扩展胸部。连呼吸两次，连扩展两次，手臂还原到胸前位置。重复此动作30次。

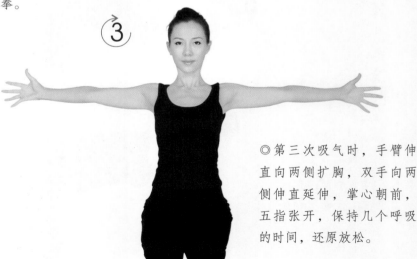

◎ 第三次吸气时，手臂伸直向两侧扩胸，双手向两侧伸直延伸，掌心朝前，五指张开，保持几个呼吸的时间，还原放松。

全莲花式

通过将胸部向上推顶，
刺激胸部的乳腺组织，
同时锻炼胸部肌肉，达
到丰胸的效果。

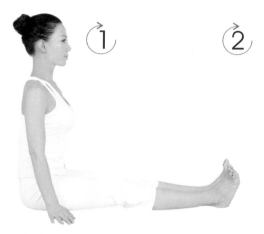

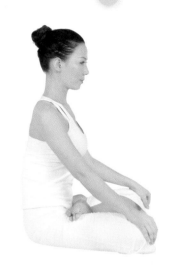

◎坐在地上，双腿并拢向前伸直，上半身直立，双手放在身体两侧的地面。

◎屈膝成全莲花坐姿。

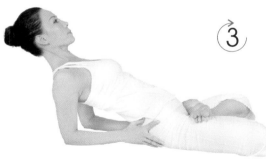

◎上半身后仰，弯曲手肘放在身体两侧的地面上支撑身体，手肘位于肩膀下方，小臂贴着地面，双手放在骨盆上。

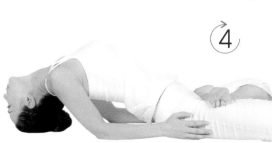

◎以手肘做支点，吸气，提胸，背部向上拱起，颈部向后弯，头顶地面，脸部尽量与地面垂直，双手放在臀部外侧。保持手肘推地力度。

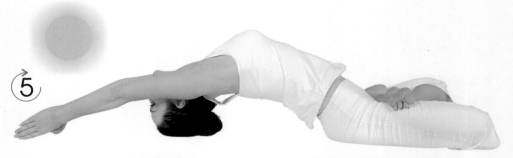

◎合掌于胸前，吸气，然后慢慢伸向头部前方直至手臂伸直，指尖触地，吸气时，胸腔始终向上打开，保持几个呼吸的时间。

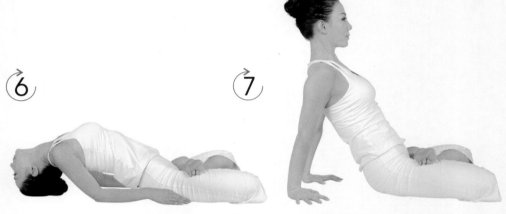

◎呼气，双手收回，放在臀部两侧的地面，恢复动作4的姿势。

◎吸气，上半身向上抬起，双手伸直放在身体后方的地上支撑身体，指尖向内。

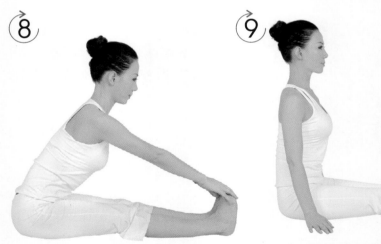

◎双腿解开，向前并拢伸直，呼气，双手向前伸展，上半身前倾，双手分别抓住两边脚趾，保持几个呼吸的时间。

◎松开双手放在身体两侧，身体立直，恢复初始姿势。放松呼吸。

狮子式

◎金刚坐狮子式前屈

紧实乳房，让胸部
更挺拔丰满，塑造
完美的胸部线条。

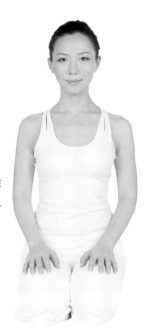

1

◎取金刚坐姿，脚尖踮
起，臀部坐于脚跟上，手
指分开，放在大腿上。

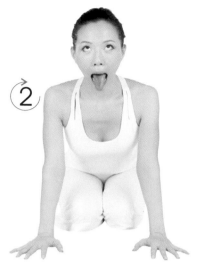

2

◎上身离开臀部向前倾，双手撑
在身体前方的地面上。呼气，同
时把嘴张开，舌头向外伸出，尽
量触及下颌，发出"啊啊"的响
声，眼睛望着上方。

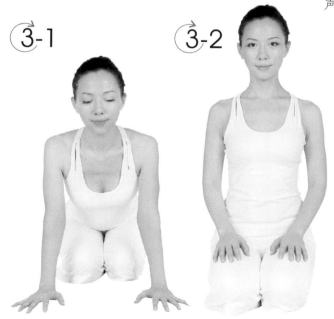

3-1

3-2

◎吸气时闭嘴，呼气再吸
气，慢慢将舌头收回口
内，闭上嘴用鼻孔吸气，
同时还原成金刚坐姿。放
松，调整呼吸，重复练习
3次。

◎全莲花狮子式

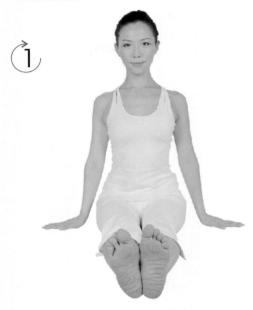

◎坐在地上，双腿并拢向前伸直，上半身直立，双手放在身体两侧，手掌撑地。

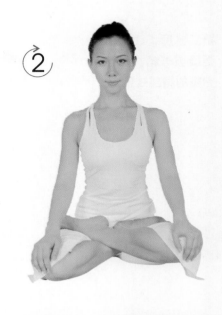

◎右腿屈膝向内，右脚贴在左大腿根部，再将左腿屈膝放在右大腿上，脚跟贴在右大腿根部。

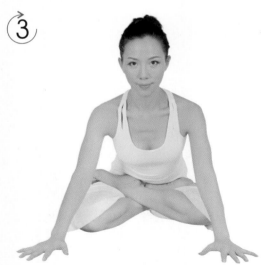

◎吸气，身体前倾，双手手臂伸直，撑在膝盖前方的地面上，骨盆往下推，背部伸直。

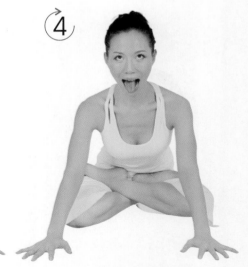

◎呼气，口张开，舌头用力向外伸出，尽量触及下颌，眼睛望着上方，脸部要有伸展感。

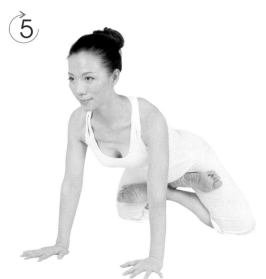

◎吸气时，将舌头收回口内，慢慢地抬高臀部以膝盖跪立，手臂与肩膀垂直。

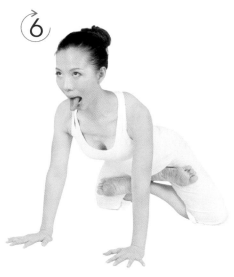

◎再次呼气时，口张开，舌头向外伸出，尽量触及下颌，眼睛望着上方。吸气收舌头，呼气伸舌头，重复10组。

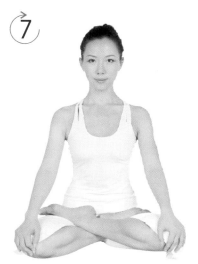

◎还原莲花坐姿，放松，调整呼吸。

孙俪

偏爱瑜伽释放压力

孙俪称自己是纤瘦却不赢弱的女孩，她已经为自己找到了令身心平衡的方法。

"为了改善体质，我选择了练习高温瑜伽，它是一种非常好的主动锻炼方式。不仅能增强身体的柔韧性，更能起到调节身心、缓解压力的作用。后者对我的帮助非常明显。"

即使是在剧组辛苦拍戏，孙俪也不会忘记练习瑜伽，她说每天晚上练习30分钟瑜伽，就能有效驱走疲劳、减少压力，消除拍戏时的紧张。对她而言，工作只是生活的一部分，她坚信，生活中有很多东西值得享受，比如瑜伽。

Waist Yoga Slim Your Waist and Show It Off!

收腰紧腹
"水桶腰" 变 "水蛇腰"

腰部对于女性来说是相当重要的一个部位，纤细的腰部不仅可以让身形线条更完美，也能让你显得更加年轻。跟着明星学瘦腰，你也可以瘦出迷人腰线。

比基尼、旗袍，
统统都能轻松驾驭的女星们

◎米兰达·可儿：产前、产后做瑜伽，精灵王妃变辣妈

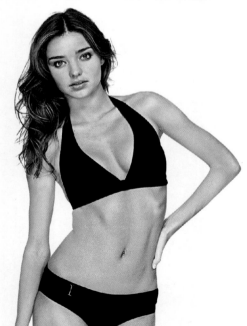

你可能不认识米兰达·可儿，可你一定听过"维多利亚的秘密"，你也一定曾为《魔戒》中的精灵王子奥兰多·布鲁姆迷得神魂颠倒。而米兰达·可儿，不仅是世界顶级内衣品牌"维多利亚的秘密"的御用模特，还是征服了奥兰多·布鲁姆，成功晋升"精灵王妃"的女人。

可儿升级为母亲仅半年，就为"维多利亚的秘密"新系列内衣担纲，热辣的身材比起以前有过之无不及，尤其是平坦结实的腹部，丝毫未受孕产的影响，真是名符其实的"超级辣妈"。

在接受杂志采访时，可儿表示，为了保持良好的模特身材，10多年来一直都坚持做

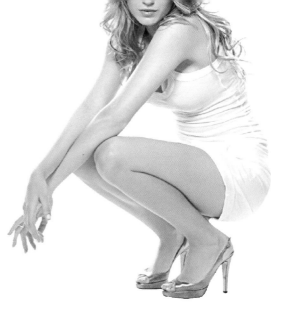

瑜伽，即使是怀孕后也并未改变。怀孕之后，她在教练的指导下，坚持做专门的孕期瑜伽，不仅有利于自然分娩，也对产后身材恢复起到了很大作用。

产后，可儿继续坚持每周3天的瑜伽课程练习，帮助自己出汗，恢复盆骨和肌肉的韧性，同时以较为舒缓的方式来帮助消耗多余的脂肪。可儿直言："在哺乳期间做瑜伽，对产后身体的恢复特别有帮助！"

自然分娩也是可儿产后能快速恢复身材的重要前提。自然分娩让她的精力和身体都能够更迅速地恢复回来，可以在产后不久就进行康复和运动，特别是针对腹部脂肪的锻炼。

此外，可儿还建议妈妈们产后尽早恢复正常的活动，不放过任何帮助身体和肌肉恢复活力的机会，包括陪宝宝玩耍、做力所能及的家务等等。她表示："大大小小杂事是能活动身体避免脂肪堆积的好办法。坚持每天带孩子外出散步，对宝宝有益，同时也是温和而有效的锻炼方式。"

◎赵薇：美体塑形偏爱瑜伽

提到赵薇，人们不单单想起的是她多年以前一炮走红时的小燕子形象，更会想到现在变身知性丽人的形象。她在微博上大秀自己的身材，虽然已经升级做了妈妈，但不得不感叹赵薇的产后减肥工作做得非常完美。不仅产后迅速恢复身材，甚至比以前更苗条了。

崇尚"心理健康，万事大吉"的赵薇偏爱瑜伽。她说："我喜欢瑜伽不仅因为它能减肥，同时还能使我的心灵得到净化，一有时间我就会练习。"瑜伽作为一种既健身又健心的身体活动，既能修饰身材曲线，适度调整体形；还能调节心理状态，愉悦你的心情。它能让你线条更均匀，外表更年轻！

风吹树侧弯

减少侧腰脂肪，温柔地按摩内脏器官，改善体态，让腰部更纤细。

①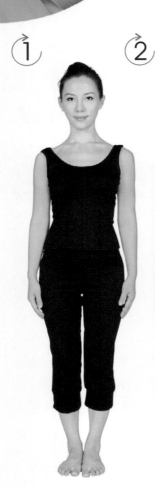

②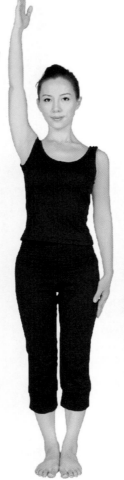

③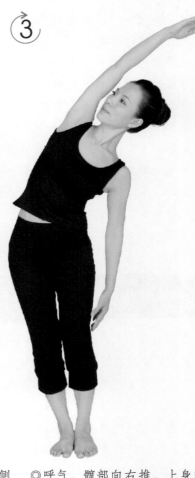

◎山式站立。

◎吸气，右手从体侧举过头顶，左手固定不动。

◎呼气，髋部向右推，上身向左侧弯曲，左手自然地沿着左大腿外侧向下滑落，目视右上方。此时，感觉右侧腰的拉伸、左侧腰的挤压。保持右侧肩胸向上打开，骨盆摆正，保持几个呼吸的时间。

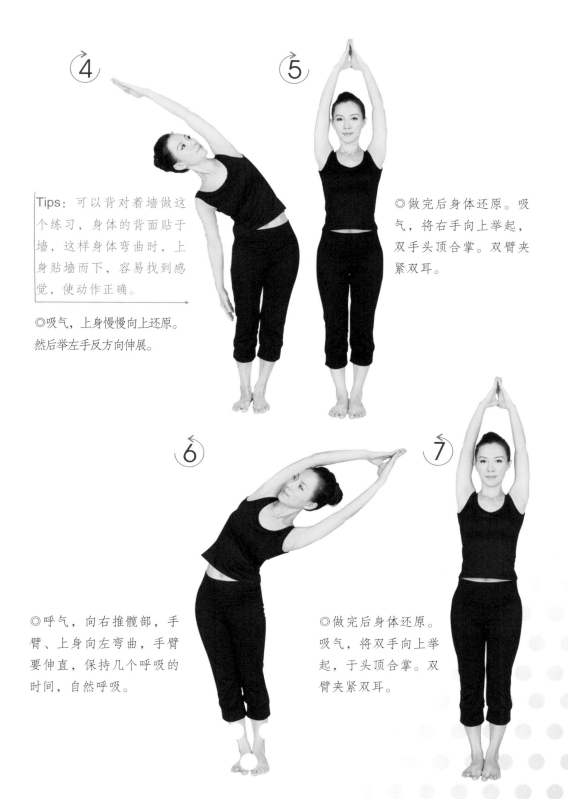

④

Tips：可以背对着墙做这个练习，身体的背面贴于墙，这样身体弯曲时，上身贴墙而下，容易找到感觉，使动作正确。

◎吸气，上身慢慢向上还原。然后举左手反方向伸展。

⑤

◎做完后身体还原。吸气，将右手向上举起，双手头顶合掌。双臂夹紧双耳。

⑥

◎呼气，向右推髋部，手臂、上身向左弯曲，手臂要伸直，保持几个呼吸的时间，自然呼吸。

⑦

◎做完后身体还原。吸气，将双手向上举起，于头顶合掌。双臂夹紧双耳。

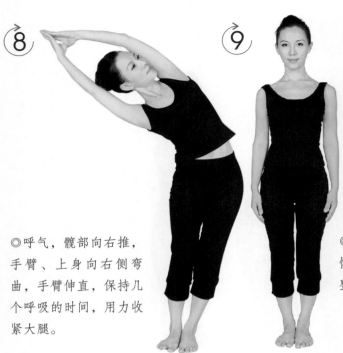

⑧ ◎呼气，髋部向右推，手臂、上身向右侧弯曲，手臂伸直，保持几个呼吸的时间，用力收紧大腿。

⑨ ◎吸气，身体慢慢还原，恢复起始姿势，放松，调整呼吸。

Point 做此体式时，可手握哑铃或者矿泉水瓶作为辅助道具，能在细腰的同时加强双臂的练习。

腰转动式

按摩腹部内脏器官，促进消化功能，消除腰两侧及腹部多余脂肪。

反方向做同样的练习

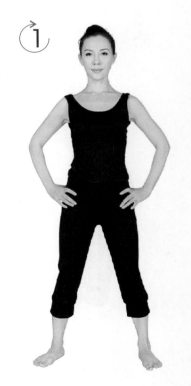

① ◎双脚打开与肩同宽，双手叉腰放在骨盆上方，大拇指在后，其余四指在前，腰背直立，目视前方。

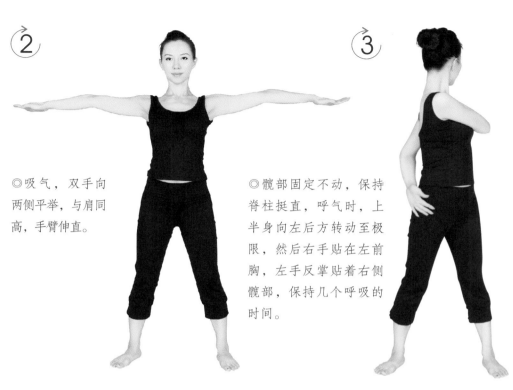

② ◎吸气，双手向两侧平举，与肩同高，手臂伸直。

③ ◎髋部固定不动，保持脊柱挺直，呼气时，上半身向左后方转动至极限，然后右手贴在左前胸，左手反掌贴着右侧髋部，保持几个呼吸的时间。

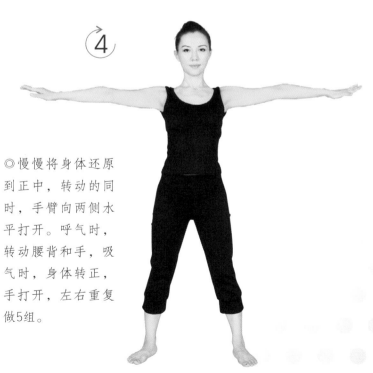

④ ◎慢慢将身体还原到正中，转动的同时，手臂向两侧水平打开。呼气时，转动腰背和手，吸气时，身体转正，手打开，左右重复做5组。

顶峰吸腿式

能有效伸展腰背部，减少腰腹赘肉，减轻腰部的僵硬和不适，使之更灵活、纤细。

◎四肢触地，双手伸直，撑在肩膀下方的地面，指尖朝前；上半身与地面平行，大小腿垂直，脚背贴地。

◎呼气时，腹部用力，将臀部向上推，手掌用力推地，打开肩，使背部努力向上伸展，收肋骨，收紧大腿，膝盖上挺，尽量伸直腿后侧肌肉，脚跟尽量踩下去。

◎摆正肩和髋，腹部保持用力，将右腿向后上方伸直抬高到最大限度，大腿内旋，脚掌用力向天空蹬。

◎呼气，右腿屈膝落下，膝盖向胸前靠拢，脚背绷直，利用呼吸卷腹的力度，将膝盖尽量向胸前或前额靠近，低头，后背向上拱起。

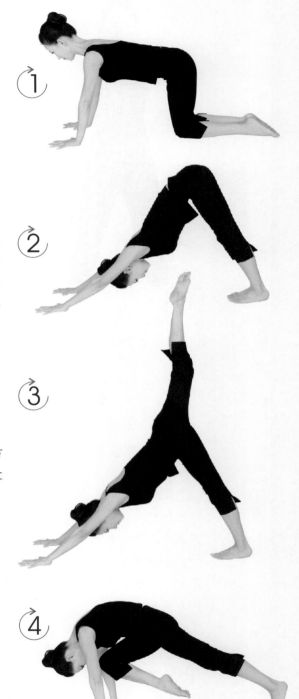

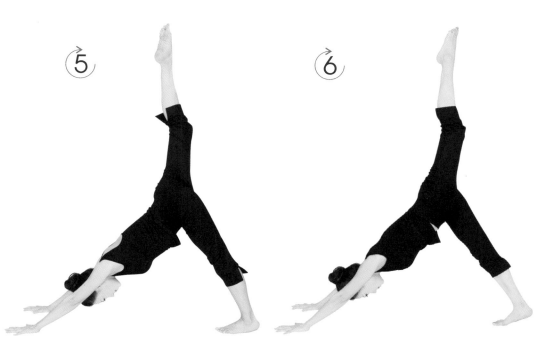

◎吸气，右腿再一次按动作3的要领向天空蹬，然后做动作4，重复5组。

◎换左腿做同样的练习。

◎左腿收回与右脚并拢，腹部用力，将臀部向上推，手掌用力推地，打开肩，使背部努力向上伸展，收肋骨，收紧大腿，膝盖上挺，尽量伸直腿后侧肌肉，脚跟尽量踩下去。

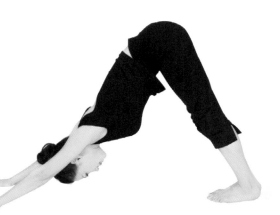

◎呼气，膝盖落下着地，双膝并拢，臀部后移，落在脚跟上，背部向前伸展，额头贴着地面，双手沿着地面向前延伸，放松，调整呼吸。

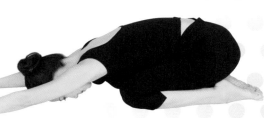

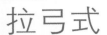

拉弓式

减少腰、胯、臀部的多余脂肪，让腰腹纤细、平坦、紧实。

① ◎俯卧在地上，身体成一条直线，前额触地，双脚并拢，脚背贴地，双手放在身体两侧，手臂向后伸直，手掌贴地。

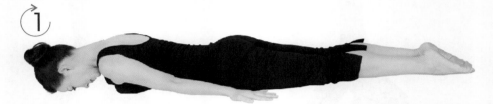

② ◎双腿屈膝，脚跟靠近臀部，双手分别抓住同侧脚踝。如果两手难以碰到脚踝，可改为抓住脚趾。

③ ◎吸气，收紧腰、腹、后背，大腿用力，向后、向上抬高，将胸腔同时抬离地面，抬下巴，保持躯干前倾的强力伸展，眼睛注视前方，保持30秒，扩胸式呼吸。

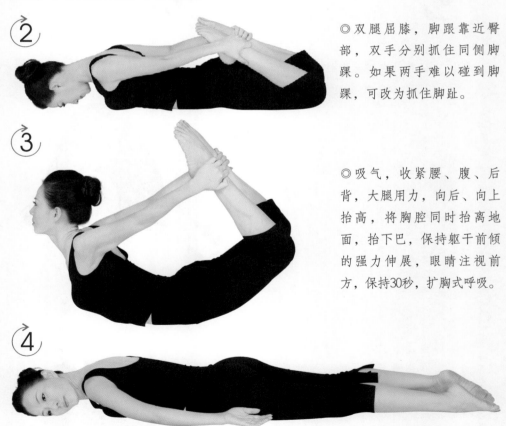

④ ◎呼气时，双手放开脚踝，上半身和双腿还原，双手放在身体两侧。放松全身，调整呼吸。

眼镜蛇式

强效瘦腰，还能翘臀、瘦大腿，雕塑蛇腰美女般的妖娆S形身材。

①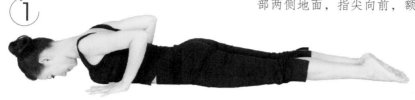

◎俯卧在地上，两腿并拢，脚背、膝盖伸直，屈肘夹紧身体，两手五指张开放在胸部两侧地面，指尖向前，额头点地。

②

◎吸气，手掌推地，将肩膀和胸部、头部逐一缓慢地抬离地面，双臂慢慢撑起上半身，利用收上臂的力度，手推地，慢慢撑起上半身，使胸腔向前打开。

③

Tips：注意保持双肩平行，不要歪斜或耸肩。

◎呼气时，伸直手臂，抬头目视前方，打开胸部继续向前延伸，整个脊椎向头颈上方伸展，扣尾骨，使腰椎伸展，保持姿势10～20秒。

④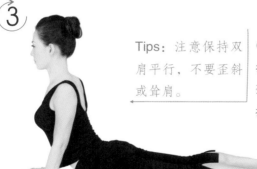

◎吸气，再呼气，抬起臀部向后退落在脚跟上，背部向前伸展，额头贴地，双手沿地面向前延伸，放松，调整呼吸。

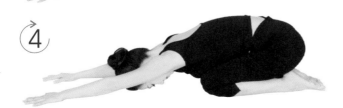

船式

**强化脊椎肌肉群，
结实腹部肌群，塑
造平坦的小腹。**

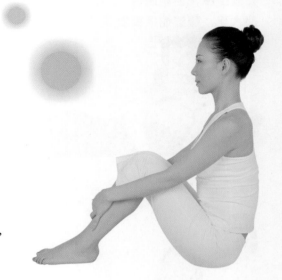

◎端坐在地上，双腿并拢，弯曲双膝，
双手放在小腿前侧握住小腿。

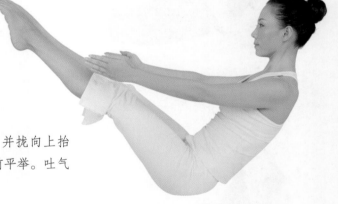

◎上半身后仰，双腿伸直，并拢向上抬
起，与地面呈60度，双手向前平举。吐气
时腹部用力，控制姿势。

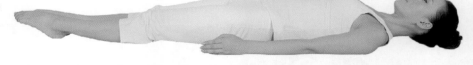

◎吸气，上半身与双腿同时放下平躺，双手放在身体两侧，掌心向内。呼气的
同时抬起身体成V字形，吸气，平躺，重复10组。

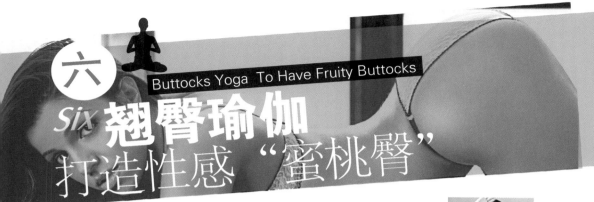

六
Six 翘臀瑜伽

Buttocks Yoga To Have Fruity Buttocks

打造性感"蜜桃臀"

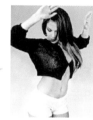

越来越时尚的小短裙将人们的目光都吸引到了性感的翘臀上。紧翘而圆润的美臀是每一个女人的终极梦想，怎样的臀部才是美丽又性感的呢？电臀美人如何练就？

MEASURE 1

詹妮弗·洛佩兹
价值数亿元的性感美臀

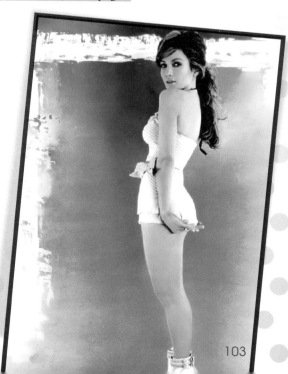

　　如果有人发问"世界上最美的臀是谁的"，答案一定是"詹妮弗·洛佩兹"。如果有人问"世界上最贵的臀部是谁的"，答案一定还是"詹妮弗·洛佩兹"。为臀部投保几亿美元，似乎也只应该是拥有世界上最美臀部的人所做的事情。

　　如果说30岁之前的漂亮是爸妈给的，那30岁之后的美丽就是自己修炼的。完美性感的身材、标志迷人的五官、热辣奔放的舞姿，詹妮弗·洛佩兹正是将这些优点都集中到了自己身上。而40岁的年龄丝毫没有成为她演艺道路上的绊脚石，反而使她更加发挥出巨星的光辉。

　　詹妮弗信奉的运动原则是"绝不亏待自

己"，即运动强度不要超过心脏承受能力。于是她最终选择了普拉提斯、跑步等运动来保持身材。

长时间慢跑对消减脂肪非常有效，快跑对臀部上翘效果非凡。再加上每天练习普拉提，不但很好地塑造了臀肌，也有效地消耗了身体其他部位的脂肪。

美妙的身材并不是天生就有的，何况詹妮弗已经40岁了。对摄入的食物"斤斤计较"与塑臀运动相结合就是詹妮弗的杀手锏。

为了阻止自己发胖，詹妮弗坚持低脂肪饮食疗法，她喜欢选择"大体积物质食物"，这样的食物富含纤维素，可以增加肠容量，使身体产生饱腹感。而且这样的食物热量很低，多吃也不容易发胖。另外，詹妮弗还有一个小技巧来让进食量变得更容易控制。每次詹妮弗用小碟子盛菜，这样食物看起来丰富而丰盛。对于甜食，詹妮弗则是靠多喝水来克制。

李玟

欣赏健康的性感

李玟是歌坛中有名的"电臀天后"，人称"箩霸"。她有着丰满而浑圆的臀部，她直言最满意自己的臀部曲线，"我觉得自己的臀部曲线很好看。因为亚洲的女孩子很少有臀部这么圆的"。

李玟最欣赏的女性是希拉里、麦当娜，所以也会学习她们的塑身方法。她一般会通过跳舞、瑜伽，或是骑脚踏车和走路的方式来保持傲人身材。

应采儿

"美"是天生丽质，"更美"则是运动的产物

应采儿有着1.75米的高挑身材，漂亮的她，刚出道时却不是太丰满，曾经有段时间有人疯传她为了拥有傲人的上围而去隆胸。应采儿在媒体前强调自己从未隆过胸，听朋友说瑜伽可以丰胸，于是就去练瑜伽，虽然有点辛苦，但通过练瑜伽和游泳，可以促进血液循环及肌肉增长，所以胸部比起以前看起来丰满很多。

应采儿说，练高温瑜伽时很辛苦，但效果很好，不仅能丰胸、减肥，身体也比以前好了很多。采访中，采儿还开玩笑地说，如果她有了丰满的胸部，说不定会走性感路线。

站立分腿蹲

减少臀部赘肉和脂肪，提升臀部弹性，塑造结实、紧翘的臀形。

重复做8次

大明星力荐 的翘臀体式

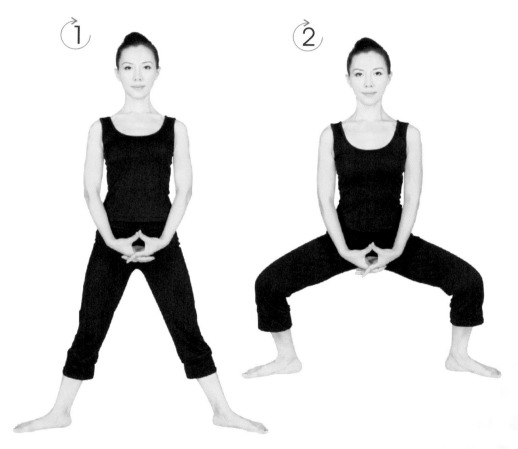

◎自然站立，挺直腰背，双腿向两侧分开约两个肩宽的距离，脚尖向外；双手交握在腹部前方，大拇指对压，其他手指交叉。

◎保持腰背挺直，收腹扣尾骨，呼气，屈膝下蹲，臀部骨盆垂直下压，尽量使膝盖与小腿成90度，停留10秒，然后吸气慢慢还原。

幻椅式

锻炼腿部力量，燃烧大腿脂肪，增强下半身的血液循环，还能有效收紧臀部肌肉，塑造完美臀形。

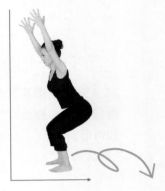

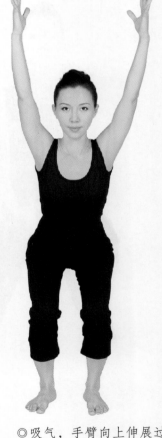

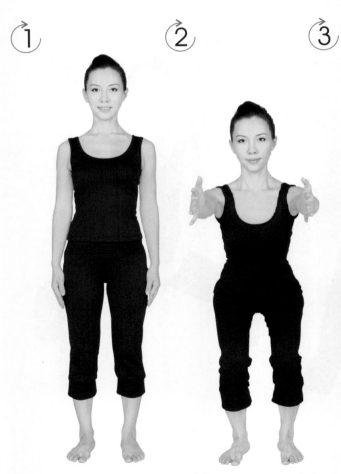

① ② ③

◎山式站立。

◎手臂向前抬起伸直，上半身微微前俯。呼气，重心下移，膝盖弯曲不要超过脚尖，仿佛坐在椅子上，保持腰背挺直。收腹扣尾骨，沉肩提胸。

◎吸气，手臂向上伸展过头顶，五指张开，掌心相对。重心向脚跟移动，收腹，保持5个深呼吸，然后呼气，恢复山式站立。

舞王式

换右腿做同样动作

增加肌肉弹性，预防臀部下垂，提高臀部紧翘度。

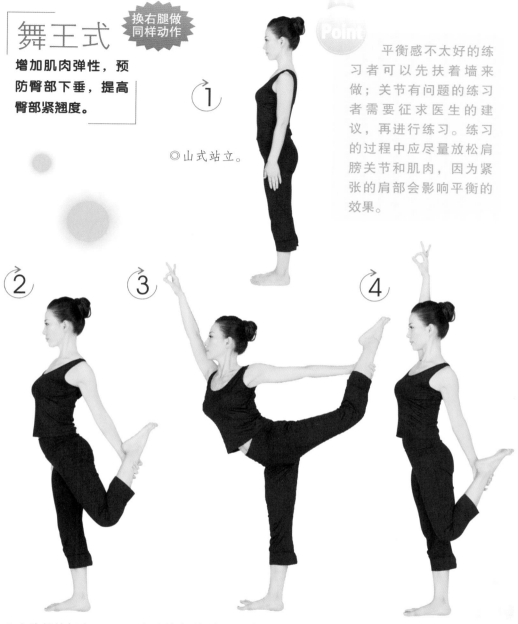

① ◎山式站立。

Point 平衡感不太好的练习者可以先扶着墙来做；关节有问题的练习者需要征求医生的建议，再进行练习。练习的过程中应尽量放松肩膀关节和肌肉，因为紧张的肩部会影响平衡的效果。

②
◎右膝保持挺直，收紧大腿，屈左膝，向后弯，脚跟靠近臀部，左手拉住脚背。

③
◎右手结智慧手印，掌心朝下，向前上方抬起，伸直手臂。吸气时，左大腿用力向上抬，小腿用力向后上方蹬，拉开左肩和胸腔，同时右手带动右肩、胸，也向上伸展，努力稳住重心在右脚掌上，保持5个呼吸。

④
◎吸气，身体还原站直，左腿屈膝靠近臀部，然后恢复山式站立。

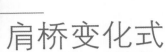

肩桥变化式

紧致脸颊肌肉，让脸部线条轮廓清晰，瘦出精致V形脸。

1

◎仰卧，双腿屈膝踩地，脚跟靠近臀部，双脚及两膝盖平行分开与胯部同宽；手臂伸直，贴放在身体两侧的地面上。

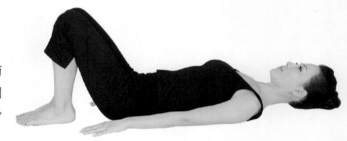

2

◎呼气，双脚踩地，腹部用力，将臀部抬离地面。

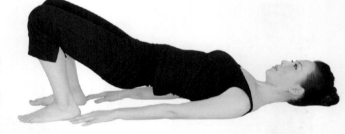

3

◎继续抬高臀部直到最大限度，使腰背都离开地面，小腿与地面垂直，将身体重心移向肩膀。收紧腹部和肋骨，双肩下拉，保持大腿的力度，向膝盖方向延伸脊背。

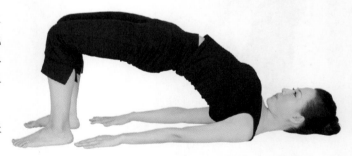

4

◎双手托住腰部两侧，手肘撑地，双手用力向上推高髋部，保持10~15秒。

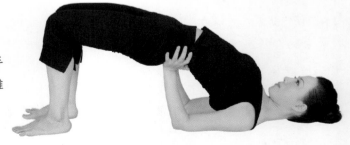

桥式抬腿

锻炼臀部两侧的肌肉，改善臀部松弛、下垂现象，塑造魔力小翘臀。

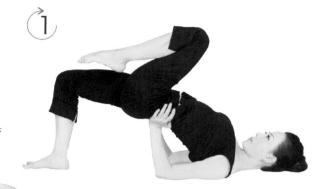

1

◎接肩桥变化式，吸气，弯曲左腿向上抬。

2

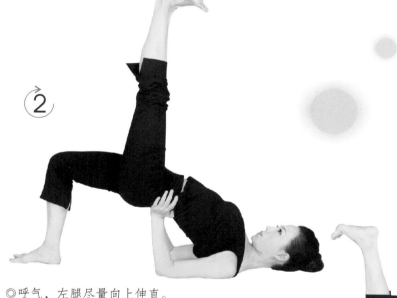

◎呼气，左腿尽量向上伸直。

◎吸气，脚掌向天空用力蹬出，将骨盆推向最高处。

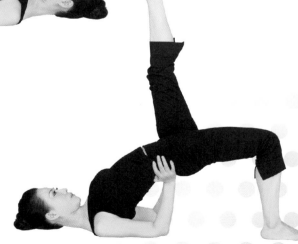

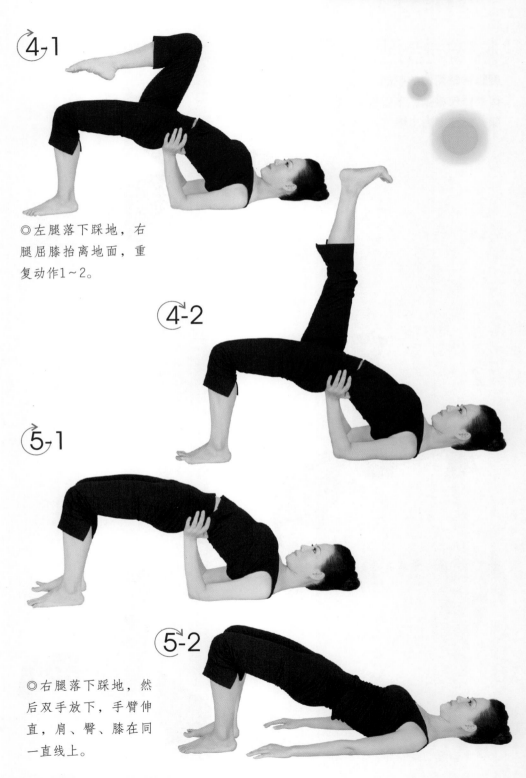

4-1

◎左腿落下踩地，右腿屈膝抬离地面，重复动作1~2。

4-2

5-1

5-2

◎右腿落下踩地，然后双手放下，手臂伸直，肩、臀、膝在同一直线上。

摇篮式

增强脊柱弹性，加强背部力量。能使臀部重心上移，减少臀部多余脂肪，防止臀部下垂。

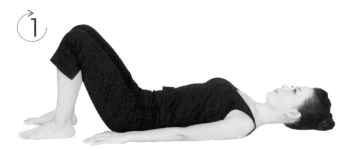

◎接桥式抬腿，呼气，将背部由下至上逐节卷落回地面。

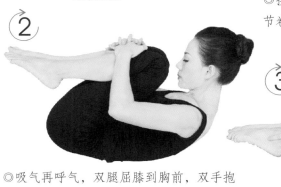

◎吸气再呼气，双腿屈膝到胸前，双手抱膝，头部、肩膀向上抬起，靠近膝盖。

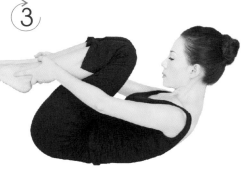

◎双手抓住同侧外脚踝，同时将身体尽可能多地抬离地面，保持10~15秒，自然地呼吸。

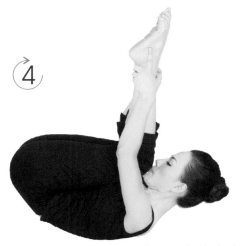

◎吸气，身体向后摇动，臀部抬离地面，大腿贴近胸部，膝盖贴近下巴，小腿向上伸直。呼气，坐起身。身体反复前后摇动30秒，吸气，向后滚动后背，然后呼气向前坐起，重复做10组。

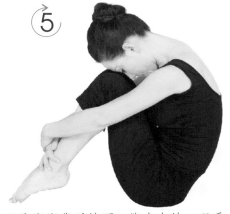

◎双脚渐渐靠近地面，脚尖点地，双手交叉抱住小腿，额头贴近膝盖，放松，调整呼吸。

七
SEVEN
纤腿瑜伽
傲人美腿不可挡

拥有修长的美腿是每个女人都梦寐以求的，可是并不是人人都能天生就有一双漂亮的腿，这就需要后天的努力。想让你的梦想尽快地实现，赶快来学学明星的美腿秘诀吧！

美腿天后
分享瘦腿秘诀

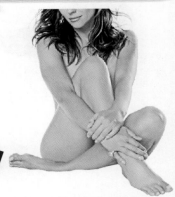

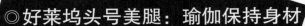
◎好莱坞头号美腿：瑜伽保持身材

　　说到好莱坞头号美腿，怎么少得了妮可·基德曼？服装设计师弗莱·迪蕾芭曾说过："她是衣服的梦想，她的轮廓清晰，是一个绝好的衣服架子。"这位身高堪比模特的女星，偏偏还有一双又白又细长的美腿。就算年过40，生过孩子那又怎样？腿形照样完美！妮可最爱以套装短裙出镜，大概就是对美腿有足够自信吧。

　　妮可·基德曼与瑜伽渊源很深，因为她妹妹安东妮雅·基德曼可是鼎鼎有名的电视瑜伽导师，甚至还推出自己主持的瑜伽健身录像带节目，妮可在妹妹的教导下当然身受其惠。安东妮雅所倡行的ASHTANGA印度瑜伽结合独特呼吸方式，强调肌肉弹性与精力的均衡发挥，可说是美国现在最风行的曲线塑身法。

　　当居住在纽约时，妮可每周都要跟随奥姆瑜伽中心的教练做两次瑜伽练习。作为一名中级学生，她会坚持做完一整套温雅莎运动式（瑜伽的一种习练方法）的练习。这个100分钟瑜伽练习从深呼吸开始，然后是呼吸、屈体、手倒立和头倒立等。除此之外，妮可还会在每天早晨起来空腹练瑜伽，她说："因为这个时候减肥的效果最佳，即使是背部和上臂等最难减的部位，瑜伽也能有用。当你能坚持这个看似简单的运动3个月，且每天只需一个小时的时间，那还有什么不可能完成的任务呢？"

妮可还介绍了一个小秘方：在练瑜伽之前，抹上纯天然成分的瘦身啫喱。如果是针对腹部的

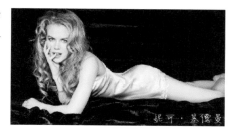

妮可·基德曼

局部赘肉，就将瘦身啫喱直接涂在肥胖部位，效果十分显著。

饮食方面，妮可遵从瑜伽的饮食方法，即以悦性食物为主，从来不吃白糖、精制面粉、油炸食品、含高卡路里的惰性食物。

最后，妮可总结道，减肥还是应该要用健康的方法，不能光做运动或光控制饮食，而需要"面面俱到"，坚持就是胜利！

◎莫文蔚：自创瘦腿秘籍

说到莫文蔚，最让人印象深刻的就是那双长腿。她的美腿既直又长，肌肉结构均匀有致，迷倒了亿万粉丝。

在国外读书期间，莫文蔚就是瑜伽的爱好者，她还曾经在自己的个唱中加入火热的瑜伽舞，与男舞蹈员摆出多个难度甚高的瑜伽姿势。正是瑜伽良好的塑形作用，练就了她如此优美的肌肉线条。莫文蔚每天睡前必做瑜伽或仰卧起坐，才安心躺下睡觉。正因为她对于运动的坚持，才造就了一代性感窈窕的美女！

此外，莫文蔚有一套自创的瘦腿方法，那就是坚持倒立。倒立是非常有效的瘦腿方法之一，不仅能减少腿部的脂肪，加强腿部的肌肉锻炼，还能塑造更完美的腿形，让双腿更加笔直。

除了运动之外，莫文蔚表示，锻炼还需要有饮食的配合才能更完美。莫文蔚说："我自幼很喜欢吃饭，每餐都要吃，有时还要吃夜宵。假如碰巧赶戏的话，我就会减少进食的分量，因为吃得多会感到不舒服。"莫文蔚强调饮食要均衡，锻炼瑜伽前应是空腹，每天最好配合瑜伽锻炼控制食量。

莫文蔚很在意纤维素的摄入，坚持每天都要食用绿色蔬菜。食物中的纤维素除有降低血脂、控制血糖的作用外，还可以防止便秘。食物纤维体积大，不断刺激肠壁蠕动，能吸附大量水分，有通便作用，对减肥瘦身非常有利。一旦发现体重上升，她就削好一大盆苹果，肚子饿时就将苹果往嘴里塞，这就是莫文蔚的饮食减肥法。

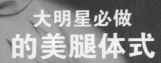

大明星必做
的美腿体式

换腿做同样动作

新月式

减少胯部和大腿内侧脂肪，紧实腿部肌肉，让腿部更有力量。

◎山式站立，双脚并拢，吸气，双手举过头顶合掌，手臂向上伸展。

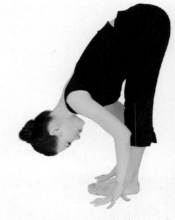

◎呼气，上半身前屈，身体从髋部向大腿处折叠，膝盖伸直，重心向前脚掌移，双手掌心贴地，放于双脚两侧。

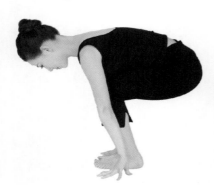

◎吸气，弯曲双腿膝盖，臀部下压，大腿与地面平行，手臂伸直，背部保持平直。

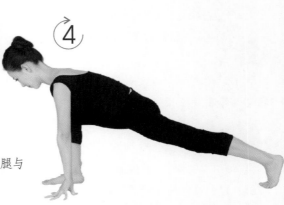

◎呼气，右腿保持屈膝下蹲，左腿向后伸展，左脚脚尖点地。

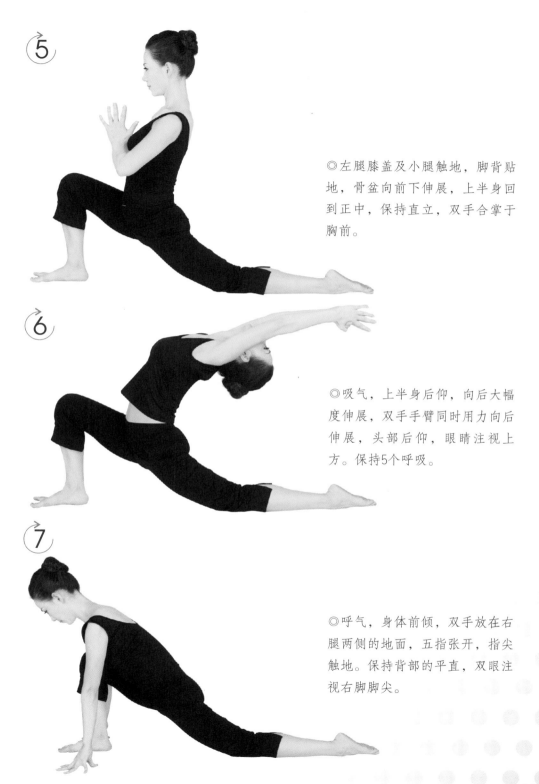

◎左腿膝盖及小腿触地，脚背贴地，骨盆向前下伸展，上半身回到正中，保持直立，双手合掌于胸前。

◎吸气，上半身后仰，向后大幅度伸展，双手手臂同时用力向后伸展，头部后仰，眼睛注视上方。保持5个呼吸。

◎呼气，身体前倾，双手放在右腿两侧的地面，五指张开，指尖触地。保持背部的平直，双眼注视右脚脚尖。

反新月前伸展

拉伸腿部肌肉，消除腿部脂肪和赘肉，塑造优美的腿部线条。

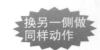

换另一侧做
同样动作

◎接新月式，左腿屈膝在前，右腿向后伸展，双手放在左脚两侧的地面上，五指张开，指尖触地，身体前倾，保持背部的平直，双眼注视左脚脚尖。

◎身体重心后移，右腿向后弯曲，左腿向前伸直，背部向前伸展，胸腹向左腿前方贴近，脚跟点地。保持5个呼吸。

◎吸气，身体逐渐还原。

◎换另一侧做同样的练习。

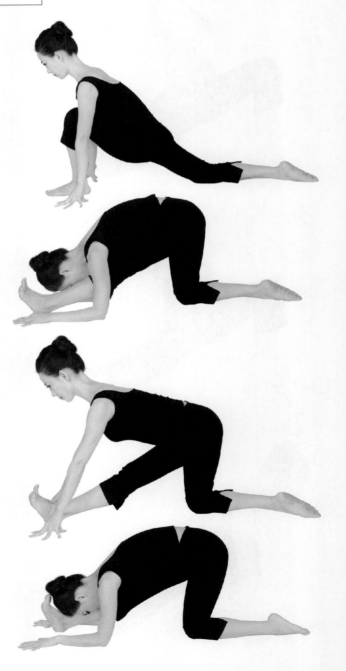

单腿神猴手抓脚式

有效拉伸腿部肌肉，减少大腿后侧脂肪，令
双腿线条更迷人。

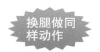

换腿做同
样动作

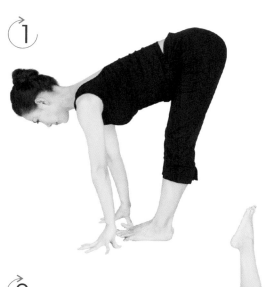

◎接反新月前伸展，右腿收回并拢，后背
向前伸展，双膝伸直，同时伸直双臂，双
手五指张开，撑于双脚两侧地面，保持背
部平直。

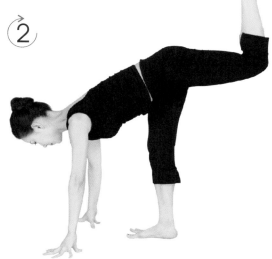

◎左腿屈膝向后抬起，并收紧腹部和大
腿肌肉。

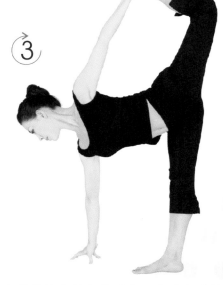

◎右手撑地保持身体平衡，左手向后抓
住左脚脚背，然后用力将左腿向上蹬，
到最大程度，将左髋与左肩、胸同时向
上打开，保持10~15秒，然后呼气，慢
慢将左手、左脚放下。

单腿踢

换腿做同样动作

锻炼双腿，拉伸腿部肌肉，让双腿更纤长，线条更优美。

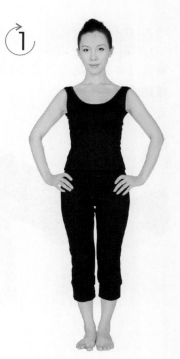

①

◎ 双脚并拢自然站立，双手分别放在两侧骨盆上。

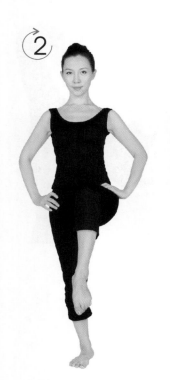

②

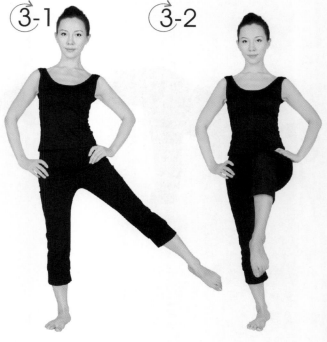

3-1

3-2

◎ 呼气，左腿屈膝向上抬起，大腿与小腿垂直，髋摆正。

◎ 吸气，左腿向左侧打开伸直，保持几秒后，再呼气一次时，向前屈膝抬起。重复5~10组。

弓步蹲

增强双腿力量，消除腿部脂肪，美化双腿线条。

换腿做同样动作

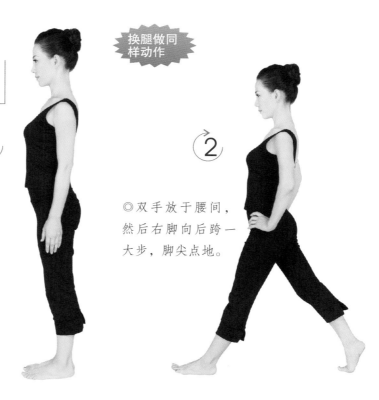

◎ 双脚并拢自然站立，双手自然放于身体两侧。

◎ 双手放于腰间，然后右脚向后跨一大步，脚尖点地。

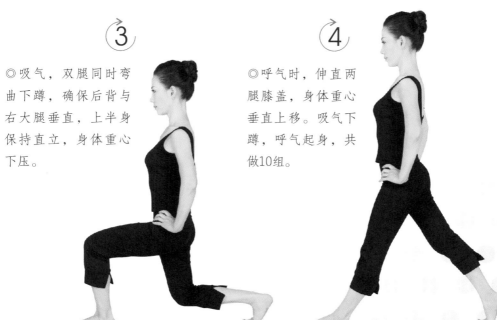

◎ 吸气，双腿同时弯曲下蹲，确保后背与右大腿垂直，上半身保持直立，身体重心下压。

◎ 呼气时，伸直两腿膝盖，身体重心垂直上移。吸气下蹲，呼气起身，共做10组。

半月式

消除大腿外侧过多的脂肪，使双腿更修长。

换另一侧做同样动作

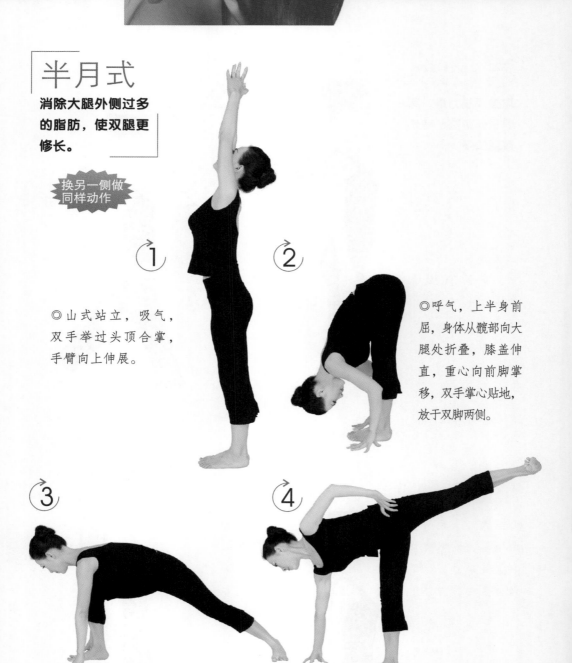

①

◎山式站立，吸气，双手举过头顶合掌，手臂向上伸展。

②

◎呼气，上半身前屈，身体从髋部向大腿处折叠，膝盖伸直，重心向前脚掌移，双手掌心贴地，放于双脚两侧。

③

◎呼气，右腿膝盖弯曲下蹲，上半身贴着右大腿，左腿向后伸展，脚掌踩地，脚尖朝外。

④

◎右腿蹬直，吸气，同时带动左脚抬离地面，努力向上蹬直，左腿向上抬高到最大限度，勾脚趾向前，将左髋和左肩向上打开。左手放在左侧骨盆上，右手落在右脚前方约30厘米的地面，手指用力撑地。

如果膝盖没伸直，会导致身体无法平衡。蹬脚时，提起的脚要蹬直，肩膊打开，脸部、胸部及腹部朝下，胯部向内缩，伸展脊椎。

⑤

◎吸气，左手向上伸直，并用力上提，与右手在同一直线上，目视右下方，保持10~15秒，呼气，然后逐一放下左手及左腿。

环抱单腿

消除双腿水肿，充分拉伸小腿肌肉，塑造纤细小腿。

换右腿做
同样动作

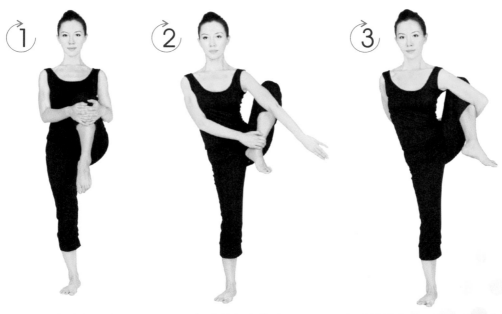

①

◎山式站立，左腿屈膝向上抬起到最大限度，双手十指交叉抱住左膝。

②

◎右手抓住左脚脚踝，左手手臂贴着左小腿内侧，手臂伸直。

③

◎左手屈肘向后环抱左腿，右手从身体背后与左手相握，**努力伸直右腿，提起后背，保持5~10秒。恢复山式站立。**

图书在版编目（CIP）数据

大明星都在做的美丽瑜伽 / 黎英编著. -- 成都：
成都时代出版社, 2014.9
ISBN 978-7-5464-1259-7

Ⅰ.①大… Ⅱ.①黎… Ⅲ.①瑜伽－基本知识 Ⅳ.
①R247.4

中国版本图书馆CIP数据核字(2014)第183445号

大明星都在做的美丽瑜伽
DAMINGXING DOUZAIZUODE MEILIYUJIA

黎英　编著

出　品　人	石碧川
责 任 编 辑	张　旭
责 任 校 对	周　慧
装 帧 设 计	◎中映良品（0755）26740502
责 任 印 制	干燕飞

出 版 发 行	成都时代出版社
电　　　话	（028）86621237（编辑部）
	（028）86615250（发行部）
网　　　址	www.chengdusd.com
印　　　刷	深圳市华信图文印务有限公司
规　　　格	787mm×1092mm　1/16
印　　　张	8
字　　　数	150千
版　　　次	2014年9月第1版
印　　　次	2014年9月第1次印刷
印　　　数	1-15000
书　　　号	ISBN 978-7-5464-1259-7
定　　　价	29.80元